中风真相

现代中医防治康复秘籍

主编 俞 璐

上海科学技术出版社

图书在版编目（CIP）数据

中风真相：现代中医防治康复秘籍 / 俞璐主编. --
上海：上海科学技术出版社，2021.3（2023.6重印）
ISBN 978-7-5478-5251-4

Ⅰ. ①中… Ⅱ. ①俞… Ⅲ. ①中风—防治 Ⅳ.
①R743.3

中国版本图书馆CIP数据核字(2021)第034243号

中风真相：现代中医防治康复秘籍

主编　俞　璐

上海世纪出版（集团）有限公司
上海科学技术出版社　出版、发行
（上海钦州南路71号　邮政编码200235　www.sstp.cn）
三河市燕春印务有限公司印刷
开本 787×1092　1/16　印张 11
字数 130千字
2021年3月第1版　2023年6月第2次印刷
ISBN 978-7-5478-5251-4/R·2257
定价：48.00元

本书编委会

名誉主编　张秋娟

主　　编　俞　璐

副主编　夏　明　程记伟

编　　委（按姓氏拼音排序）

陈　珍　程记伟　杜　笑　侯阳波

胡寅钦　高新喜　梅家宁　时　慧

王丽玮　夏　明　徐　川　俞　璐

张奇志　周印廷

序

脑卒中（中医称中风）是近年来导致我国居民死亡的主要原因之一，随着人口老龄化程度加剧，中国已成为卒中终生风险最高和疾病负担最重的国家。我国脑卒中呈现出高发病率、高致残率、高死亡率、高复发率、高经济负担五大特点，虽然卒中防治工作已经初显成效，但仍面临巨大挑战。

在新医学环境下，人们不再以治愈疾病作为最终目的，而更重视疾病预防与健康维护，并逐渐将健康概念与生理、心理、社会、环境相结合，这是未来医学发展之路，也是中医"治未病"经典理论的体现。编者抓住中医药在重大疾病防治中的特色优势，贴合百姓群众的健康需求，编写出这本融合中医味、生活味、现代味、文学味，调四味于一书的科普图书。书中从对卒中的认知、疾病症状、危险因素、检查和防治等常见误区进行纠正，向读者介绍了卒中的基本概念。在认识疾病概貌的基础上，又以中医视野，介绍了卒中的治疗、预防以及饮食，治疗方面包括中医辨治卒中、中成药治卒中、中医康复治卒中等；预防方面包括中医体质与"治未病"、中医养生防卒中等；饮食方面包括饮食调护、中医食疗等。本书不但引领群众真正认识和了解卒中，并促使他们树立起中医理论指导下的健康理念和意识，更充分彰显出中医学历经数千年，在科学与人文的交相辉映下，以其整体观、辨治观等独特思维理念和天人合一、三因制宜等先进认知，在现代医学模式下展现出的智慧魅力和强大生命力。

　　本书编委是来自上海市普陀区中心医院、上海中医药大学附属岳阳中西医结合医院、上海市中医医院、上海市第二康复医院，包括中医科、神经内科、康复科、针灸科的临床一线医生，这是一支专业能力过硬、热爱医学事业、心系百姓群众的队伍，在编写之前做了充分调研，在编写过程中更注意收集百姓对卒中的常见误区和雷区，能够站在患者、家属及大众立场，针对他们所想的问题，做出科学回答，真正做到"接地气，顺民意"。

　　本书内容丰富、表达通俗、重点突出、内容贴近大众生活、契合百姓所需所想。阅读此书，可知晓卒中防治知识，摒弃不良生活习惯，树立正确健康观念，传播中医传统文化，扩大中医药影响力。借此拜读全书，颇多受益，不吝推荐。

严世芸

前言

医学技术和观念更新的今天，人们对健康的需求已不再止步于治疗和痊愈，也不满足于"患病吃药""看病拿药""病好了就停药"，而更希望能追根溯源，希望抽丝剥茧，希望对疾病和健康有更全面和深刻的了解和认识。

社交媒体兴起的今天，人们接收信息的渠道多了，但各种各样的误区也在信息时代蔓延。就诊中，人们和医生接触时间非常有限，短时间内零星、未经整理的知识碎片已无法满足他们对健康咨询的高要求和高期待。

物质文化日益丰富的今天，工作竞争激烈、生活压力巨大，人们困于快节奏、快餐式的生活方式而无力自拔，多种重大疾病出现低龄化趋势，其中就包括脑卒中。同时，中青年们在忙碌的工作和生活中，往往忽略健康本质，更迷信以保健品和"特效药"来防治疾病，而非良好生活方式的长期坚持。

中医是诞生在中华大地上的瑰宝，强调整体观念、辨证论治、"治未病"思想和预防养生理念，所提出的"人与天地相应""顺时养生""形神兼养调神第一"等养生理论，对现代人的生活方式和习惯无不体现出重要指导意义。

如何摆脱脑卒中（中风）看似只是疾病治疗，实则是一项多种慢病长期管理的综合工程，其中必然离不开中医中药的参与，更离不开中医理论的引导，因为中医带来的不仅是治疗，更是当代人们所看重的健康理念和生活方式。

本书以通俗的语言串联一系列中风的中医防治知识，由此，让更多人了解中医、认识中医，使数千年传承下来的智慧结晶得以取之于民、用之于民，让百姓在理解传统文化的同时，规避错误生活方式，树立正确健康理念；更让处于时代竞争压力下的中青年能够节奏慢一点，生活好一点，健康多一点，真正远离卒中，远离疾病。

需要说明的是，疾病过程复杂多样、千变万化，且每个人存在一定个体差异，所谓具体情况具体分析，发生疾病仍需积极就医，遵照专业医生的指导意见。书中所涉及的卒中防治、生活调摄等内容，切不可生搬硬套地"对号入座"。

本书获得国家自然科学基金、上海市自然科学基金、上海市卫生健康委员会临床研究专项、上海市普陀区中医临床重点专科、全国名中医普陀传承工作室建设项目等的资助，在编委会成员共同努力下，历经数次修改，最终定稿，在此一并表示由衷感谢！

目录

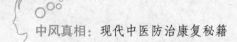

第二篇　走进真相——今天中医这样治中风 / 37

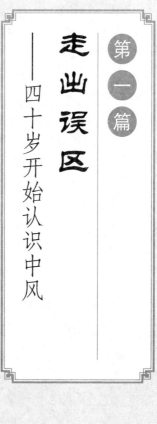

第一篇

走出误区

——四十岁开始认识中风

▽ 卒中已成为中国第一位致死致残的病因。

▽ 西医称卒中，中医称中风。

▽ 中青年中风占全部中风的10%～14%，这主要与生活方式有关。

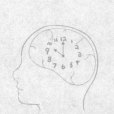
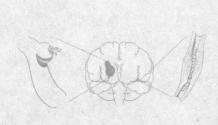
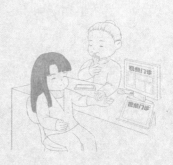

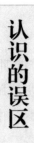

认识的误区

① 脑卒中、中风、脑梗死，都是一回事吗

真相：脑卒中又称脑血管意外，是由于脑部血管突然破裂，或因血管阻塞导致血液不能流入大脑而引起脑组织损伤的一组疾病，它又分为缺血性脑卒中和出血性脑卒中。缺血性脑卒中是脑血管阻塞所致，包括脑梗死和短暂性脑缺血发作等。出血性脑卒中是脑血管破裂所致，包括脑出血和蛛网膜下腔出血等。脑卒中和脑梗死属于西医概念。

中风是中医概念，它是由于气血逆乱，产生风、火、痰、瘀，导致脑脉痹阻或血溢脑脉之外。临床以突然昏仆，半身不遂，口舌歪斜，言语謇涩或不语，偏身麻木为主症。脑中风无缺血和出血之分，统称为中风病。

由此可见，脑卒中基本等同于俗称的脑中风，而脑梗死是脑卒中的一种类型，属于缺血性脑卒中，它们之间既有区别又有联系。

"西医称卒中，中医称中风，两者基本等同。"

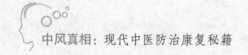

❷ 只有老年人才会得脑卒中吗

真相：高龄的确是脑卒中的一个重要危险因素，随着年龄增加，血管老化，斑块开始形成，脑血管变得容易破裂或堵塞，最终形成脑卒中。脑卒中的发病随年龄增长呈逐年增加趋势，老年人是脑卒中的好发人群。但这绝不意味着只有老年人才会得脑卒中。

近年来，脑卒中的发病有年轻化趋势，研究显示，青年卒中约占全部卒中的10%～14%，这主要与青年人群生活方式改变有关。青年人生活节奏加快，压力过大，作息不规律，饮食不节，进食过多油腻及高糖食物，抽烟饮酒，导致高血压、高脂血症、肥胖等卒中危险因素增加，进而导致青年卒中发病率上升。

另外，遗传、药物滥用等其他因素也是导致青年卒中的重要危险因素。

❸ 四十岁就开始认识卒中是不是危言耸听

真相：这是危言耸听，还是杞人忧天？还是让数据来说话。《中国脑卒中防治报告2019》概要中提到，我国40～74岁人群首次卒中的发病率每年增长8.3%，推算年龄≥40岁的卒中现患病人群有1 318万，每年190余万人因卒中死亡。而在中国，40岁以上人群中脑卒中高危人群占15.32%。这些数据无不为中青年人敲响警钟，脑卒中正呈现出年轻化态势。社会进步使生活水平提高，生活节奏加快，而这些并不意味着生活质量的提高，恰恰相反，快节奏带来的压力和紧张、饮食习惯和生活方式的改变对于脑血管疾病推波助澜，它们正是导致卒中危险因素增加的诱因。赫尔辛基青年卒中研究中心的一项数据显示，15～49岁的首发卒中患者中，缺血性卒中发生率在40岁时明显增加。因此，40岁开始认识卒中为时不早，只有早认识，早行动，早防治，方可远离脑卒中。

❹ 青年卒中和中老年卒中一样吗

真相：既然谈到卒中的年轻化趋势，讲到了40岁这个"坎儿"，就有必要聊一聊青年卒中。其实，青年卒中是脑卒中的一种类型，大部分研究将其发病年龄圈定在18～44岁，可以认为青年卒中是中老年卒中的一个早期发展阶段，而从青年卒中到中老年卒中是一个量变到质变的过程。

青年卒中和中老年卒中具有很多共性，也有一些自身特点，包括：发病以男性较多，大都为缺血性卒中；多数患者有脑血管病的传统危险因素，其中以动脉粥样硬化最多见，而这些因素缺乏规范化治疗；相对于中老年卒中患者，吸烟、饮酒等不良生活方式在青年卒中患者的发病中起到更重要的作用；青年卒中患者一般有早发的心脑血管病家族史；患者临床过程良好，预后较好。

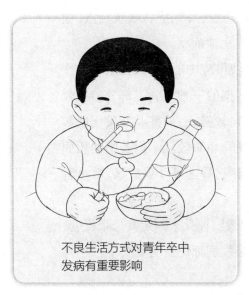

不良生活方式对青年卒中发病有重要影响

由于青年卒中的发病相对更早，因此，预防的重要性远高于治疗。然而，青年人缺乏或常忽视体检，使得高血压、糖尿病等危险因素的知晓率和治疗率很低，对不良生活方式危害的重视度远远不够，卒中的发生让人猝不及防，一旦发生又让人追悔莫及。因此，改善不良生活习惯，对传统脑血管病危险因素的及早重视和预防是避免卒中发病年轻化的重要措施。

❺ 脑出血比脑梗死严重吗

真相：脑出血和脑梗死同属于脑卒中。脑出血是指脑实质内血

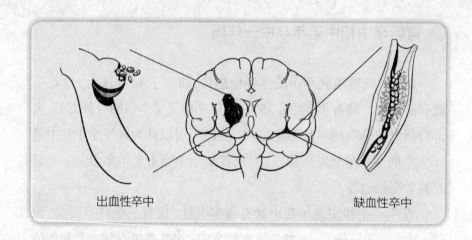

出血性卒中　　　　　　　　　　　　　缺血性卒中

管破裂，血液破入脑组织，形成血肿，从而造成脑组织损伤坏死的一种疾病。由于脑出血发病较快，病情常于数分钟至数小时内达到高峰，严重时可迅速出现偏瘫、昏迷，甚至猝死可能。因此，常让人觉得脑出血更为严重。实际上，也不是所有脑出血都会有如此严重的后果。如果脑出血量较小，脑组织受压损伤较轻，则症状表现轻微，血肿迅速吸收后可完全恢复而不遗留明显后遗症状。

　　脑梗死是指各种原因所致脑部血液供应中断，导致脑组织缺血缺氧性坏死，从而出现相应神经功能缺损的一种疾病。部分脑梗死在安静状态下发病，发病较缓，进展相对较慢，有时症状在发病后数天才达到高峰。因此，常让人觉得脑梗死相对较轻。但若脑梗死面积过大或为脑干梗死，则可迅速出现偏瘫、昏迷等严重症状，严重者可于发病后数小时内死亡。

　　由此可见，我们不能单纯用脑出血或脑梗死来判定其严重程度，决定病变严重程度及预后的主要因素是发病部位及病变大小。

❻ 症状迅速消失，就不需要再治疗了吗

　　真相：绝大部分卒中患者一旦得病就会遗留后遗症状，需要服药进行长期治疗。但有部分患者，卒中症状会在短时间内消失，一如

常人,那么这时候是不是就不需要采取措施了呢?

事实绝非如此!上述症状有一个特殊的名字"短暂性脑缺血发作(TIA)",它是由于脑、脊髓或视网膜局灶性缺血所致的、未发生急性脑梗死的短暂性神经功能障碍。与卒中相比,TIA的症状较轻且持续时间较短,患者可自行恢复且不留任何后遗症状。根据缺血部位的不同,发作时可出现肢体偏瘫、面瘫、一过性黑蒙、眩晕、平衡障碍等症状,这些症状虽然程度较轻、时间较短、不遗留后遗症状,但它们其实是卒中的前兆。

可以说,TIA是即将发生脑梗死的预警信号,为脑梗死发病敲响了警钟。若TIA发病后不进行任何治疗,则其发作间隔时间会逐渐缩短,发作持续时间不断延长,临床症状逐渐加重,最终演变成为脑梗死。

❼ 卒中发病急,是没有征兆的吗

真相:脑卒中往往发病急骤,进展迅速。发病急骤是否就意味着没有任何先兆症状?无法预防?当然不是!

其实,大多数卒中患者发病前数小时,甚至发病数天前就有一些先兆症状,如头晕、头痛、一过性肢体乏力麻木、看东西模糊不清、言语不利等,这些症状可能就是预警信号,应该引起足够重视,及时就医,以免延误病情。

另外,除了上述可主观感知的异常症状之外,还可以通过一些客观检查来提前发现卒中的危险因素,如血脂、血糖、同型半胱氨酸等血液生化检查及颈超、心电图、动态血压等仪器设备检查,提前发现异常指标,及时进行治疗干预,就可以减少或避免卒中发病。

❽ 脑卒中是会遗传的吗

真相:父母或兄弟姐妹罹患卒中,自己是否也会得卒中?这是

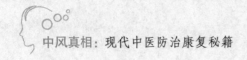

众多脑卒中患者和家属关心的问题。其实，绝大多数情况下，脑卒中是不会直接遗传的，仅有极少部分单基因病可导致脑卒中，具有一定遗传倾向，如皮质下动脉硬化性脑病。该类疾病属于常染色体显性遗传的脑血管病，发病较早，可表现为反复发生的脑卒中，且会导致认知功能下降，但这种疾病非常罕见，仅占所有脑血管病的1%左右。

虽然脑卒中不会直接遗传，但是，其危险因素却有一定遗传倾向，如高血压、糖尿病、肥胖及不良的生活习惯等，这些危险因素如不能得到有效控制，则会增加卒中风险。研究表明，卒中阳性家族史可增加近30%的脑卒中风险，这可能就与卒中高危因素没有得到有效控制有关。因此，亲属中有罹患脑卒中者，更应提高警惕，完善卒中危险因素筛查，及时发现并合理控制危险因素，改善不良生活习惯，将卒中发病风险降至最低。

⑨ 看东西模糊不清就是眼睛的问题吗

真相：不要以为看东西模糊不清都是眼睛本身出了问题，这也可能是眼睛的"指挥中心"，也就是我们大脑的视觉中枢出了问题。视觉中枢位于大脑枕叶，负责将眼睛获取的信息进行整合处理，然后我们才能看到五颜六色的景象，才能辨别各种形状的物体。

如果眼睛的"司令部"发生异常，如发生枕叶梗死或外伤，就不能及时准确地处理眼睛传达的各种信号，会出现视物模糊不清或者视野缺损症状。当然，如果眼睛和"司令部"之间传递信息的高速公路"视神经"出了问题，也会发生类似的状况。

⑩ 头晕呕吐一定是胃肠道疾病吗

真相：呕吐是胃肠的一种自我保护反应。因此，我们很容易认为，呕吐是胃肠出了问题。的确，如急性胃肠炎等胃肠道疾病可出现严重的呕吐反应，更甚者还会诱发低血压，引起脑灌注不足，出现头晕症状。但是，我们绝不能简单地把头晕呕吐归因于胃肠道问题。

其实，造成头晕呕吐的疾病有很多，脑卒中就是常见原因之一，尤其是脑干梗死、脑干出血、小脑梗死、小脑出血等后循环脑卒中，这些疾病除了出现头晕呕吐症状，往往还伴随肢体乏力麻木，视物不清，共济失调，吞咽困难，声音嘶哑等表现，因此，不难鉴别。另外，前庭神经炎、良性位置性眩晕（耳石症）、美尼尔氏病、眼部疾病、高血压、低血压、贫血等也可引起头晕，进而出现呕吐等胃肠道反应。

一般胃肠道引起的头晕呕吐多是呕吐在先，而后出现头晕。而其他疾病所致的头晕呕吐往往是头晕在先，而后出现呕吐反应。

⑪ 肢体麻木乏力就是脑卒中吗

真相：卒中会导致脑细胞坏死，局灶梗死区域其所支配的肢体就会出现麻木乏力等症状。一般情况下，脑卒中引起的肢体乏力麻木多为突发的、偏侧的、持续存在的。当然，也有部分轻症卒中患者，仅有单侧肢体出现麻木乏力症状，也有部分重症患者双侧肢体同时出现麻木乏力症状。

但是除了脑卒中，还有很多疾病可导致肢体乏力麻木。如颈椎病或腰椎病可压迫肢体神经，出现乏力麻木，但它们所导致的乏力麻木症状与体位关系密切，只有在一定姿势下才会发病，而改变体位后，症状可消失或减轻。CT或MRI检查可见明显脊椎病变，肌电图可见周围神经损伤表现，而头颅影像学则无明显脑卒中病灶。糖尿病周围神经病变也可出现肢体乏力麻木症状，但患者多有糖尿病史，且病程较长，双侧肢体末端呈对称性感觉异常，肌电图也可见周围神经损害表现，头颅CT或MRI无卒中病灶。

⑫ 吞咽障碍是食管有病吗

真相：多种疾病皆可导致吞咽障碍，最直接的原因是食管肿瘤、先天性食管狭窄等食管本身疾病，这些疾病可致食管梗阻不通，食物无法下咽，食管造影或内镜检查可明确诊断。

脑卒中也是引起吞咽困难的一大重要病因，以延髓、额叶、内囊等部位为主的卒中出现吞咽困难症状尤为多见。脑卒中可导致舌咽神经功能障碍，咽喉及会厌肌肉麻痹，进而出现吞咽困难，进食呛咳。

另外，广义吞咽障碍的概念还包括认知和精神心理因素引起的行为异常，导致进食和吞咽问题。因此，出现吞咽障碍时，需结合其他症状综合考虑可能引起的原因。

⑬ 走路不稳是腿部疾病所致吗

真相：下肢肌肉、关节、骨骼及神经系统等任何区域出现问题，均可导致步态异常，走路姿势不稳。如佝偻病、先天性髋关节脱位所致的鸭行步态，腓总神经麻痹及坐骨神经麻痹所致的跨阈步态。

但是，脑卒中也是导致走路不稳的一个重要原因。如小脑卒中可致共济失调步态，额叶卒中可致小步态，皮质脊髓束卒中可致偏瘫步态。另外，帕金森可致慌张步态，脑瘫患者可见剪刀步态。由此可见，走路不稳的原因有很多，不能简单地归因于腿部疾病，而应该结合其他症状体征综合判断。

⑭ 突发昏迷肯定是得了脑卒中吗

真相：昏迷是脑功能严重障碍所致的意识丧失，可由许多病因引起，需要根据具体情况及不同伴随症状和体征进行综合判断。

卒中所致昏迷往往伴随其他神经缺损症状或体征，如高热、偏侧肢体瘫痪、眼球偏向一侧、病理征阳性等。如患者突发昏迷，伴随肢体抽搐及口吐白沫，可能是癫痫大发作；如伴随面色苍白、血压下降，可能是休克所致；如伴随心跳停止、脉搏消失，则可能是阿斯综合征所致；如伴随冷汗心慌，可能是严重低血糖所致；如伴随口唇呈樱桃色，则可能是一氧化碳中毒所致；如有明确安定类药物服药史，则考虑药物中毒所致。突然昏迷，伴口吐白沫、双眼上翻、四肢抽搐、口中有猪羊叫声，这多半是癫痫，俗称"羊癫风"。这类人通常有反复发作的癫痫病史，有部分癫痫发作也是中风的伴随症状。因此，不能把昏迷和卒中混为一谈。

⑮ 突然胡言乱语是中邪了吗

真相：有些卒中患者会表现出突发的胡言乱语，答非所问，甚至还伴有幻觉、哭闹，迷信的家属往往认定患者是"中邪"了。他们不带患者及时就医，而找神婆驱邪，常延误病情，人财两空。

多数情况下，患者此类症状是由于左侧颞叶病变所致，包括颞叶卒中或颞叶癫痫。颞叶与人的记忆、情绪、精神活动有关，左侧颞叶还是人的听觉性语言中枢，此处发生病变，患者会出现意识蒙眬、语言理解错误、沟通障碍、言语错乱、情绪紊乱、幻觉及记忆缺损等异常表现。由于颞叶病变多不伴随肢体乏力及感觉障碍等症状，与多数卒中患者典型表现不一致，因此，若非经验丰富的专科医师，往往出现误诊漏诊，没有医学背景的家属误认为"中邪"也就不足为怪了。因此，对于出现该类症状的患者，我们要想到颞叶卒中或癫痫可能，并及时完善头颅MRI及脑电图等检查，及早明确病情。

⑯ 得脑卒中是"天命"吗

真相：很多卒中患者平日对自己的健康漠不关心，养成众多不良嗜好，得了卒中也不知反省，自暴自弃，认为是天命所致。事实并非如此，脑卒中的发生不是命数所致，也非一蹴而就，而是由于对卒中危险因素管理不力，日积月累所造成。卒中指南指出，脑卒中有高血压、糖尿病、高脂血症、高同型半胱氨酸血症、肥胖、抽烟、嗜酒、饮食不节、压力过大、作息不规律、药物滥用等众多危险因素，而危险因素越多的人罹患卒中的概率就越大。所以，只要积极控制危险因素，戒烟限酒，养成良好的生活习惯，就可以减少卒中发病概率和严重程度，将卒中的"豁免权"掌握在自己手中。

⑰ 血压正常就不会得脑卒中吗

真相：高血压是脑卒中最重要的危险因素之一。高血压可以造成动脉粥样硬化，引起脑梗死，也可以导致血管破裂引起脑出血。有研究提示，收缩压每升高10毫米汞柱，脑卒中发生风险就会增加53%；收缩压每下降10毫米汞柱，脑卒中的发生风险可降低30%；舒张压每下降5毫米汞柱，脑卒中的发生风险可降低40%。因此，日常血压管理、积极控制高血压尤为重要。但是，卒中危险因素众多，除高血压外还有其他很多原因，如高龄、糖尿病、高脂血症、高同型半胱氨酸血症、抽烟、肥胖等。因此，除了控制血压，还应积极完善脑血管疾病其他危险因素的检查，及时进行干预和严控，方可减少卒中的发病或进展。

⑱ 为避免脑梗死，血脂是越低越好吗

真相：血脂是血浆中脂质的总称，包括胆固醇、甘油三酯、脂蛋白等，脂类代谢紊乱可引起血管动脉粥样硬化，最终导致脑卒中。高脂血症与脑卒中关系密切，那是否意味着血脂正常或偏低就不会罹患卒中？

首先，我们应该明白，胆固醇有高密度胆固醇和低密度胆固醇之分。高密度脂蛋白胆固醇，也就是大家所认为的"好胆固醇"，是一种抗动脉粥样硬化的脂蛋白，可将胆固醇从肝外组织转运到肝脏进行代谢，是心脑血管疾病的保护因素。研究显示，高密度脂蛋白胆固醇每升高 1 mmol/L，缺血性卒中的风险减少47%。而低密度脂蛋白，也就是大家所认为的"坏胆固醇"，是脑卒中发病的独立危险因素，低密度脂蛋白胆固醇每降低 1 mmol/L，3 年卒中风险将降低20%。

因此，我们应该控制"坏"胆固醇，升高"好"胆固醇，但这并不意味着"坏"胆固醇越低越好，低密度脂蛋白过低可能会增加脑出血、脑肿瘤等风险，故应将血脂维持在适当范围。

⑲ 血糖正常就不会得脑卒中了吧

真相：糖尿病也是"三高"之一。糖尿病会加速血管硬化，增加血液黏稠度，同时，可直接造成神经损伤。研究表明，糖尿病患者脑卒中发生率为非糖尿病人群的4倍，且糖尿病患者脑卒中的死亡率、

复发率较非糖尿病人群高。因此,我们要积极控制高血糖。

然而,糖尿病也只是脑卒中危险因素之一,控制血糖同时,还需控制高血压、高脂血症等其他危险因素。此外,血糖又分空腹血糖和餐后血糖,空腹血糖并不能完整提示血糖控制情况,很多糖耐量异常患者空腹血糖是正常的,但餐后血糖明显高于正常,同样也会造成卒中。因此,除空腹血糖之外,患者还应进行糖耐量试验、血清胰岛素测定、血清C肽测定、糖化血红蛋白、糖化血清蛋白等检查,对血糖进行完整且详细的评估。

⑳ 胖人才会得卒中,瘦人不会吧

真相:肥胖可致高血压、高血脂、高血糖、呼吸睡眠暂停等卒中危险因素增加。可以说肥胖是脑卒中的重要危险因素,"胖子"是脑卒中的好发人群。一项对2万余名男性长达12年的随访研究发现,身体质量指数(BMI)每增加1个单位,卒中相对危险性可明显增加,且与高血压、糖尿病和胆固醇的影响无关。肥胖人群可通过减肥降低卒中发病风险。

但这不意味着只有肥胖人群才会发病,事实上,超重和肥胖只是卒中的危险因素之一,除此之外,脑卒中还有其他众多危险因素,因此,体重指数正常者也有罹患卒中可能,只有全面关注卒中危险因素,才可把卒中发病风险降到最低。

延伸阅读

BMI是目前国际上常用的衡量人体胖瘦程度以及是否健康的一个标准,即以体重(千克)除以身高(米)的平方,成年人BMI范围在18.5~23.9是标准体重。

㉑ 我就好口小酒,和脑卒中没啥关系吧

真相:"好口小酒"和卒中发病真的没有关系吗? 研究显示,随着饮酒量的增加,脑卒中发病的危险增加,饮酒量在每天60克(乙醇摄入量)以上者发生缺血性脑卒中的危险是不饮酒者的1.96倍;饮酒量在每天0~15克者,发生缺血性脑卒中的危险略有下降,这种保护作用可能与适度乙醇可降低纤维蛋白原浓度,抑制血小板聚集,从而延缓动脉粥样硬化发展有关。而长期大量饮酒大大增加出血性卒中发病率,比不饮酒者高3倍。

卒中患者平日里"好口小酒"的不在少数,饮酒可对卒中发病造成一定影响,关于"酒和健康、酒和卒中危险因素"的那点事,我们后续为您仔细聊。

㉒ 我已经戒烟多年,不会再得脑卒中了吧

真相:吸烟是脑卒中的重要危险因素,已有多项研究表明,吸烟可以造成血管内膜损伤,引起动脉粥样硬化,最终导致脑卒中,吸烟者发生脑卒中的危险性是不吸烟者的3倍多。因此,我们强烈建议烟民早日戒烟。

或许有人会问,戒烟之后就不会再得脑卒中了吗? 很不幸,答案是否定的。研究显示,已戒烟者比未戒烟者发生卒中的危险降低,但比从不吸烟者发生卒中的危险性高。这主要是因为长期大量的烟草摄入,已经造成脑血管的损伤硬化,即使戒烟,血管病变已无法逆转,仍有一定卒中风险。不过可以肯定的是,戒烟者比未戒烟者卒中风险降低,早戒者比晚戒者获益更多。

因此,如果您从不吸烟,请继续远离烟草;如果您正在吸烟,请尽量戒断烟草;如您以前吸烟现已戒断,请管理好其他卒中危险因素。

㉓ 睡觉打鼾不要紧,跟脑卒中没关系吧

真相:如果在睡眠中反复出现打鼾,呼吸暂停,甚至憋闷致醒,造成次日白天疲惫嗜睡,脾气暴躁,并伴有记忆力的衰退,应属于睡眠呼吸暂停综合征,这在肥胖及合并鼻咽疾病的人群中十分常见。

睡眠呼吸暂停综合征虽为呼吸系统疾病,但由于在发病过程中,呼吸暂停造成反复发作的夜间低氧和高碳酸血症,可导致高血压、冠心病、糖尿病和脑血管疾病,甚至出现夜间猝死。研究表明,睡眠呼吸暂停综合征为脑卒中的独立危险因素,且卒中严重程度与睡眠呼吸暂停的严重程度呈正相关,重度睡眠呼吸暂停患者脑卒中风险可增加3倍以上。

因此,打鼾问题需引起足够重视,积极治疗鼻咽原发病,减轻体重,必要时夜间可予持续气道正压通气改善症状。

㉔ 听说避孕药会导致卒中,这是谣言吧

真相:顾名思义,避孕药是用来避孕的,这个大家都不会怀疑,但如果说它是脑梗死发病的一个重要危险因素,与脑梗死发病密切相关,相信绝大多数人不会相信。事实上,二者确实存在相关性。

口服避孕药多为雌孕激素联合制剂,研究认为口服避孕药中的雌激素会使血液中凝血因子聚集性增加,使血液处于高凝状态,导致脑梗死风险显著上升,特别是当患者伴有吸烟、肥胖、高血压、糖尿病等其他卒中危险因素时,脑梗死风险更高。因此,脑梗死一级预防指南指出,对年龄大于35岁,且伴有吸烟、肥胖、高血压、糖尿病等危险因素的女性,需尽量避免使用口服避孕药。对于已使用口服避孕药并存在脑梗死危险因素者,需更加积极地监测和治疗。

㉕ CT有辐射，我要直接做MRI

真相：头颅磁共振（MRI）是利用核磁共振原理来完成脑组织成像的一种检查方式，具有安全、精准、无辐射等优点，可以在早期发现脑梗死病灶，对CT不敏感的后颅窝病变亦能清晰显影。因此，头颅MRI是脑梗死最重要的辅助检查手段。但是MRI也有一定缺点，如MRI检查费用昂贵，检查耗时较久，且检查时噪声明显，检查空间狭小，具有幽闭恐惧症的患者无法耐受，身体有金属植入的患者也不适合行MRI检查。另外，不同阶段脑出血在MRI上成像复杂多变，难以掌握。

头颅CT虽然有一定辐射，但其辐射量小，对身体影响微弱，且具有检查快速、便捷、廉价等优点。另外，脑出血在CT上成像单一，可简单快速鉴别出患者是否为脑出血，对于卒中的早期诊断和治疗有重要意义，尤其适应于急诊卒中患者。因此，头颅CT往往是脑血管病的首选检查手段，若头颅CT不能明确病情则需进一步行头颅MRI检查。

㉖ 头颅CT正常说明没有脑梗死吗

真相：头颅CT是急诊卒中患者的首选检查手段，它对脑出血非常敏感，可以在脑出血的超早期就清晰显影，且成像单一，是脑出血的首选检查手段。但是，头颅CT对脑梗死的敏感性就小于脑出血。在脑梗死早期，由于脑组织水肿不明显，头颅CT无法显影，多数脑梗死要在发病24小时甚至48小时后才能在CT显示低密度梗死灶。因此，早期头颅CT正常是不能排除脑梗死的，需要结合脑梗死典型临床症状和体征，进一步行头颅MRI检查或复查头颅CT明确病情。

㉗ CT显示腔隙性脑梗死，是不是又得脑梗死了

真相：临床上，我们经常会听到很多患者说自己已反复脑梗死十余次，但临床症状却非常轻微，这是怎么回事呢？事实上，患者并非真正十余次脑梗死，只是多次头颅CT检查提示"腔隙性脑梗死"。其实，这些被多次报告的"腔隙性脑梗死"可能是同一病灶。脑梗死一旦发生，其缺血核心区域的脑细胞将发生不可逆的损伤，遗留梗死灶。这些病灶不可消除，会伴随患者终身，因此每次复查头颅CT，这些病灶都可显影。

头颅CT发现的"腔隙性梗死灶"是新发脑梗死还是以往脑梗死遗留的病灶，这需放射科医师借助专业软件鉴别，或进一步查头颅MRI明确。另外，还需要结合典型的临床症状及体征，通过综合判断来判定。

㉘ 听说CT、MRI和血管超声都有辐射，要尽量少做吧

真相：CT确实有一定辐射，但现有技术已经把CT的辐射控制到一定范围内，对人体的损害非常小，因此，完全没有必要因为怕辐射而拒绝CT检查。

MRI是利用核磁共振原理来完成组织成像的一种检查，没有任何电离辐射，且MRI成像清晰、精准。头颅MRI及磁共振血管造影

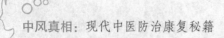

（MRA）已经成为脑梗死诊断中最为重要的辅助检查手段，切不可因为对MRI的误解而延误检查。

血管超声是利用超声波进行血管成像的一种检查手段，也没有任何辐射，不会对人体造成痛苦或伤害。颈部及心脏血管超声是评估卒中风险的重要检查，它可以用来判断血管斑块的性质及大小，了解血管狭窄程度，观察心脏是否有附壁血栓。因此，颈超及心超应成为卒中高危患者的常规辅助检查。

总之，CT、MRI、血管超声均是脑卒中重要的辅助检查手段，不要因为误解而拒绝相关检查。

> "CT辐射可控，MRI和血管超声没有辐射。"

㉙ 脑卒中是大脑疾病，为什么要做心脏检查

真相：没错，脑卒中确实是大脑问题，但众多心脏疾病却是脑卒中发生的重要原因，如房颤、心功能衰竭、卵圆孔未闭、风湿性心脏病、感染性心内膜炎等都可能导致心源性脑梗死。心源性卒中占全部卒中的20%～30%，且心源性脑梗死比其他类型的脑梗死预后更差，致残率及致死率更高。因此，需要积极完善心电图、动态心电图、心脏超声等检查以及时明确脑卒中的心源性潜在危险因素，早期给予合理治疗。

㉚ 我没任何不适，为什么要做什么颈超检查

真相：颈动脉是给大脑供血的主要血管，颈动脉斑块是脑梗死

的重要致病因素。如果斑块过大,就可导致血管局部严重狭窄,造成远端脑组织低灌注,出现大脑脑叶交界处的梗死;如果颈动脉斑块破裂,则可在斑块局部形成血栓,堵塞血管,导致大面积脑梗死;如果新鲜血栓脱落则可堵塞远端血管,造成动脉的栓塞,形成脑梗死。

然而,颈部斑块在早期无任何临床症状及不适表现,如果在发生卒中时才做颈部超声(俗称颈超)检查,为时已晚。颈动脉超声是颈部斑块最主要的检查手段,可以简单快捷地明确颈部斑块大小、形状及质地,且对身体无任何伤害。因此,推荐合并高血压、糖尿病、肥胖等危险因素的卒中高危人群,应定期行颈超检查。

㉛ 脑卒中危险因素监测只需要定期查血脂、血糖吗

真相:血脂、血糖是脑卒中独立危险因素,固然需要定期检查,但是只检查血脂、血糖是远远不够的。首先,众多降脂、降糖药物及抗血小板聚集功能药物对肝肾功能均可能造成一定影响,严重者甚至可致肝肾功能衰竭,因此,服用降脂及降糖药物的同时,需要定期检查肝肾功能,密切关注指标变化,必要时及时停药或调换降脂、降糖药物,并给予保护肝肾功能的措施。

此外,高尿酸血症是嘌呤代谢紊乱引起血尿酸浓度超过正常值所致的疾病,研究表明,它可加速动脉硬化,引起血黏度增高,激活血小板启动凝血级联反应,并与糖尿病、高脂血症等其他代谢性疾病关系密切,因此,被认作是脑卒中的独立危险因素。而尿酸是肾功能最敏感的指标之一,通过肾功能检查可明确血尿酸水平。因此,脑卒中患者除完善肝功能检查之外,还需行肾功能检查,必要的生化检查缺一不可。

㉜ 我是脑梗死,又不是孕妇,为什么要测叶酸

真相:叶酸又叫维生素B_9、维生素M、抗贫血因子,它参与遗传

物质和蛋白质的代谢，可以影响动物繁殖性能，促进动物生长，提高机体免疫力。叶酸是机体细胞生长和繁殖必不可少的维生素之一，缺乏叶酸可导致神经管畸形、巨幼细胞贫血、唇腭裂等疾病。因此，孕妇需要定期检测叶酸水平，而叶酸片已成为孕妇必备的保健药物之一。

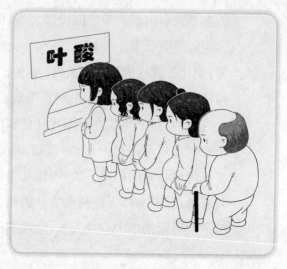

但如果说脑梗死患者也需要检测叶酸水平，相信很多人都不明就里。研究表明，高同型半胱氨酸血症是脑卒中明确的危险因素之一。这与同型半胱氨酸（HCY）损伤血管内皮细胞，促进平滑肌细胞增殖，导致血小板功能紊乱，脂质代谢异常、凝血-纤溶系统功能紊乱等因素有关。增龄、营养素缺乏（叶酸、维生素 B_6、维生素 B_{12} 等）、饮食不当、吸烟酗酒、各类疾病（肝炎、肾衰竭、甲状腺功能低下等）等因素会导致体内HCY的积蓄，产生毒性，而补充叶酸是目前临床上治疗高同型半胱氨酸血症的主流方法。因此，脑卒中患者需要定期检查叶酸水平，必要时给予补充叶酸治疗。

㉝ 听说治疗脑梗死有个特效药，是真的吗

真相：截至目前，脑梗死尚无特效治疗药物，流传中所谓的"特效药"是指脑梗死静脉溶栓药物——阿替普酶。阿替普酶又称重组组织型纤维蛋白溶酶原激活剂，是一种血栓溶解药，可通过赖氨酸残基与纤维蛋白结合，并激活与纤维蛋白结合的纤溶酶原转变为纤溶酶，从而使血栓溶解。

阿替普酶的静脉溶栓治疗是目前最有效的开通血流的措施，能促进卒中患者早期神经功能恢复，改善预后。但是，静脉溶栓治疗条件十分苛刻，其禁忌证多达20余条，还有一定的出血风险。最为重要的是，静脉溶栓有一定的治疗时间窗，必须在卒中发病4.5小时内开始给药，否则即便血管开通，血流恢复，脑细胞也已经因缺血缺氧而坏死。

"对于脑梗死后的溶栓治疗，时间就是大脑。一旦发病，必须尽快去医院，争取获得静脉溶栓治疗。"

㉞ 错过了脑梗死抢救时间，治疗就没用了吗

真相：首先，我们来了解下脑梗死最佳的抢救时间，也就是治疗时间窗问题，它是指从患者发病到开始给予相应治疗的时间，包括溶栓治疗时间窗和介入治疗时间窗两种。一般认为，溶栓时间窗为发病后4.5小时内，主要治疗药物为阿替普酶。近期有研究表明，对溶栓效果不佳或不适合溶栓治疗的患者，在发病6小时以内，还可采取血管内介入取栓治疗；对发病6~24小时的患者，经过严格筛选评估后，也可以尝试介入治疗。

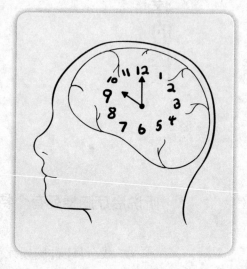

那么，对于错过溶栓和介入治疗时间窗的患者，是否就没有治疗价值了？答案是否定的。除了溶栓和取栓治疗之外，脑梗死治疗还包括控制脑水肿，抗血小板聚集，调节血脂、稳定斑块，合理控制血压、血糖，预防感染和深静脉血栓，对症支持治疗等。早期积极康复治疗也是减少脑梗死后遗症的重要措施。此外，我们还应做好慢病管理和生活调摄，防止疾病复发。

由此可见，即便错过了抢救时间窗，依然有很多有效救治措施，及时予以综合治疗对疾病恢复和预后意义重大。

㉟ 脑出血可以做手术，脑梗死就无法手术了吧

真相：脑出血可行血肿抽吸术、开颅血肿清除术、去颅瓣减压术等手术治疗。而脑梗死是血管堵塞所致，似乎无法行手术治疗。其实在近年，脑血管介入治疗技术日趋成熟，包括血管内机械取栓术、动脉溶栓术、血管成形术等。血管机械取栓是近年急性脑梗死介入

治疗的重要进展,可显著改善急性大血管闭塞所致脑梗死的临床预后。动脉溶栓可使闭塞血管再通,显著改善患者的功能转归,且治疗时间窗较静脉溶栓相对更宽,前循环卒中一般为6小时,后循环卒中可适当放宽至12小时,但由于溶栓后出血及再闭塞等因素限制,仍未得到广泛应用。血管成形术是以球囊扩张或支架置入的方法复通管腔,恢复脑血流灌注,可用于溶栓后再通血管残余狭窄、溶栓失败后,或对闭塞血管直接行血管成形术。

脑血管介入治疗前一般先行静脉溶栓治疗,对于溶栓治疗效果不佳或有溶栓禁忌证者可选择血管内介入治疗。另外,除了脑梗死介入治疗外,对于脑梗死面积较大、脑水肿明显的患者,也可行去颅瓣减压术。

因此,脑梗死也是可以行手术治疗的。

36 为了控制脑卒中,血压是不是越低越好

真相:高血压与脑卒中关系非常密切,有些患者会问:既然高血压会导致脑卒中,那么是不是血压降得越低越好?答案是否定的。血压必须控制在一定范围,不能过高,也不能过低。血压过高,可引起头晕头痛,严重者可导致血管破裂引发脑出血;而血压过低,则导致脑部灌注不足,产生头晕、乏力等不适,严重者可造成晕厥或分水岭脑梗死。尤其在脑梗死早期,颅内压力高,血压不宜降得过快过低,以免造成脑灌注压不足,加重梗死症状。另外需要注意的是,冬天患者血管收缩,血压偏高,而夏天患者血管扩张,血压会相对下降,需要根据血压情况调整降压药物剂量或种类。

37 得了脑梗死,吃阿司匹林就可以了吗

真相:脑梗死是由于血栓堵塞脑血管导致脑组织坏死的一种疾

病，而血小板是血栓最重要的成分之一。因此，抗血小板聚集成为脑梗死治疗和预防的重要方案。众多研究表明，抗血小板聚集治疗可有效降低脑梗死的发病及复发。阿司匹林是临床应用最早，使用最广，临床证据最多的抗血小板聚集药物。阿司匹林能有效阻止血栓形成，临床上用于预防短暂脑缺血发作、脑梗死、心肌梗死等血管栓塞事件。

但是，阿司匹林属于非甾体消炎药，对胃肠道有一定影响，而且可导致高尿酸血症、阿司匹林哮喘等不良事件。除了阿司匹林，抗血小板聚集药还可选择氯吡格雷、西洛他唑、替格瑞洛等，必要时可以与阿司匹林联合应用。对于房颤、心脏瓣膜病等心脏原因引起的脑梗死，就不适合选择阿司匹林等抗血小板聚集药物了，而应选择华法林进行抗凝治疗。此外，除了抗栓药物，还需服用降脂、稳斑类药物；高血压、糖尿病患者，还需长期服用降压和降糖药。由此可见，阿司匹林是治疗脑梗死的重要武器，但只吃阿司匹林是远不够的。

㊳ 已经中药治疗了，就不需要再吃西药了吧

真相：中医中药治疗脑卒中疗效确切，近年来更经历了前所未有的发展，治疗方法种类繁多，作用机制也不断清晰化。但是，总体来说，中医药作用成分、有效剂量、不良反应、适应证、禁忌证及作用机制等仍未被完全解析。相对而言，西药的作用成分、有效剂量、不良反应、适用证、禁忌证及作用机制等较为明确。

中药治疗卒中讲究整体观念和辨证论治，以对症治疗、改善症状、纠正体质、健康管理为主要目的；而西药则经过严密科学实验研发，具有高级别循证医学证据的支持。因此，中西医治疗卒中各有优势和侧重，并不能简单以"吃中药不吃西药"或"吃西药不吃中药"论之，唯有中西医结合，扬其长而避其短，方能获得卒中治疗的满意效果。

㉟ 药物副作用多,能不吃就不吃,用保健品代替吧

真相:很多人把保健品和药品混为一谈,认为保健品可以替代药品,那可就大错特错啦! 保健品是保健食品的通俗说法。《保健(功能)食品通用标准》第3.1条将保健食品定义为:"保健(功能)食品是食品的一个种类,具有一般食品的共性,能调节人体的机能,适用于特定人群食用,但不以治疗疾病为目的。"所以在产品宣传上,不能出现有效率、成功率等词语。而药物是以治病为目的,具有明确的适应证和不良反应,需要经过严格的基础研究和临床试验才能获批,因此,其不良反应被研究得非常透彻明确,哪怕是万分之一的发生率也被列在说明书中。其实,真正发生药物不良反应的概率很低。所以,千万不要因为这样的小概率事件而拒绝或推迟服药,最终耽误疾病治疗。

㊵ 鼻子里插管子太痛苦了,能不插吗

真相:脑卒中患者初期可表现为神昏、不省人事、吞咽障碍、运动障碍等,其中吞咽障碍发生率高达50%,是最常见的功能障碍,此时,患者插鼻饲管有诸多益处。其一,由于患者无法自主进食,影响食物正常摄取、吸收,容易引起营养失调。鼻饲管喂养有助于营养物质向肠道黏膜血管扩散,增强患者对食物的摄取、吸收,避免机体出现负氮平衡、蛋白质缺乏、体重减轻及机体抵抗力下降。其二,患者自主进食不当极易造成误吸,出现吸入性肺炎、窒息等不良后果。患者插鼻饲管可避免吞咽障碍造成的不良后果,饲管及患者喂养前后的吞咽训练模式,能有效减少食物反流、误吸的发生,减少肺部感染风险。因此,当卒中患者无法进食或进食不当时,应及时留置鼻饲管。

④ 脑卒中治好出院后,不用再往医院跑了吗

真相:脑卒中不仅是一个高发病、高致残、高死亡疾病,它还具有高复发的特点。研究表明,我国急性卒中患者第一年复发率高达17.7%,5年累计复发率大于30%,且卒中越发越重,越发越频。积极做好二级预防,对减少卒中复发意义重大。因此,患者出院后,除了积极康复治疗,改善肢体功能,减轻后遗症状外,还要定期来院随访,开具各类二级预防药物进行危险因素的治疗和卒中持续治疗,积极观察血压、血糖、血脂、同型半胱氨酸等指标,并需监测肝肾功能等是否存在异常。

② "挂挂水,通通血管"能防脑卒中吗

真相:我们常听到这样的说法,就是每年定期到医院"挂挂水,通通血管"能够预防脑卒中。尤其是季节变换时,来医院"挂水"预防卒中的患者更是数不胜数。其实,造成血管堵塞最常见的原因是动脉粥样硬化、血管内膜增生、血栓脱落等,血管就像生锈的水管,渐渐变窄,血流变慢。血管一旦被堵住,血管的内膜细胞就像水管内的锈斑,和血凝块牢牢结合在一起,如果在发病6小时以内使用溶栓药

物,确实有可能打通血管。但输液常用的活血化瘀药和急救用的溶栓药是两码事。

补液使用的活血化瘀药通常包括丹参、红花、灯盏花、银杏叶、三七等中药静脉注射制剂,这类药的主要功效为活血化瘀、舒脉通络,大都能够短时间改善脑部血液供应、扩张血管、改善循环、降低血黏度,但是过了输液这几天,药物代谢完了,药效也就没有了。"挂挂水,通通血管"并不能预防脑卒中,而大量长期输液可能带来的副作用包括:诱发心衰、肾衰,出现寒战、过敏等输液反应,静脉炎等。

> "如果已经发生脑血管堵塞造成脑部局部缺血,仅靠活血化瘀药在短时间内冲开血管是不可能的。"

❹❸ 低剂量阿司匹林能够预防脑梗死吗

真相:阿司匹林在脑梗死早期治疗及二级预防中发挥着巨大作用。但同时也有很多人因阿司匹林胃肠道损害、高尿酸血症、出血、过敏等不良反应而对其持谨慎态度。一方面是阿司匹林在防治脑梗死中的显著作用,另一方面是其不良反应,用还是不用让人犯难。很多人选择了折中方法,即采取小剂量阿司匹林进行抗栓治疗。那么低剂量阿司匹林能否预防脑梗死呢?

首先,我们应该明白多少剂量是低剂量阿司匹林,一般情况下,75～100毫克/日的阿司匹林为标准剂量,低于75毫克/日为低剂量,高于150毫克/日为高剂量。低剂量的阿司匹林虽然也有一定预防脑梗死作用,但其抗血小板聚集效果较标准剂量有所降低,而高剂量则增加出血风险。我们还应了解,除了阿司匹林剂量本身,每个人的体重及对药物的敏感性不同,也是影响阿司匹林抗栓效果的重要因素,我们不应该只看阿司匹林绝对剂量,还要看其相对剂量及对阿司

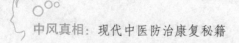

匹林的敏感性。对此，可以通过血小板聚集试验及血栓弹力图来直接测定阿司匹林的抗栓效果。

> **延伸阅读**
>
> 　　阿司匹林普通片需要通过食物的缓冲减少药物对胃黏膜的直接损伤，因此需饭后服；但阿司匹林肠溶片在酸性条件下不分解，在碱性环境下才分解，若饭后服用，则胃内酸性降低导致药物在胃内停留时间延长，致肠溶片在胃内就提前分解，反而损伤胃黏膜。因此，阿司匹林肠溶片最好在餐前20~30分钟服用。

44 抗血小板药物都能预防血栓，可以相互替换吗

真相：抗血小板聚集药物种类繁多，虽然都有抗栓作用，但其机制各不相同。临床最常用的抗血小板聚集药物主要分为四类，分别为抑制血栓素A2药物、ADP受体拮抗剂、磷酸二酯酶3抑制剂、血小板GPIb/Ⅲa受体拮抗剂，它们的代表药物分别为阿司匹林、氯吡格雷、西洛他唑、替罗非班。这些药物各有特点，切不可随意替换。

阿司匹林作用确切，价格低廉，临床应用最为广泛，但是阿司匹林对胃肠道有较强的刺激作用，同时，还可引起尿酸排泄受阻，导致高尿酸血症，诱发哮喘或荨麻疹等过敏反应。因此，对于有胃肠道溃疡、痛风、高尿酸血症、哮喘及过敏体质者应尽量避免使用。

氯吡格雷对胃肠道刺激较小，也不会导致高尿酸或诱发哮喘。但是，氯吡格雷不能直接抗血小板聚集，它需经CYP2C19酶代谢后才能发挥作用，因此，对氯吡格雷中慢代谢者，不宜选择氯吡格雷作为首选药物，需使用阿司匹林或它的替代药替格瑞洛抗血小板聚集治疗。

西洛他唑主要用于周围血管闭塞引起的缺血症状,每日需服药2次,并且会引起头痛等不良反应,因此,不作为脑梗死的首选抗栓药物。

替罗非班为静脉用抗血小板聚集药物,抗栓作用较强,出血风险较高,因此,主要用于出血风险较低的急性进展性脑梗死或脑血管介入术后患者。

45 危险期过去了,然后在家里静养就行了吧

真相:许多患者和家属抱有"救命最要紧,康复不着急"的想法,往往延误了最佳康复时期。更有甚者认为康复是锦上添花,卒中后居家静养就行了,这类想法是错误的。

患者居家静养缺乏专业医生及康复师的治疗和指导,不仅引起患者对疾病的恐惧情绪,增加肺部感染及褥疮的风险,也会错过卒中最佳康复时机影响预后。

大脑犹如高速运转的机器,出现故障后3个月内最好修复,超过6个月修复难度较大,康复治疗就是修复机器的一个不可或缺的步骤。根据脑的可塑性理论和大脑功能重组理论,急性脑卒中脑功能的恢复在卒中发生后3个月最快。早期康复介入能促进神经功能恢复,显著降低其依赖程度,明显提高运动功能和日常生活能力,降低并发症与致残率。康复即通过肌肉和关节运动,向中枢神经系统输入大量本体及皮肤感觉冲动,发挥易化作用,刺激脑部血液循环,提高病灶周围半暗区神经细胞的兴奋性,使神经元功能恢复和代偿。

因此,早期在医生指导下进行康复非常重要,病情稳定后48小时内开始康复训练,对患者恢复日常生活能力有更加显著的疗效。

㊻ 卒中后,可不可以去附近养生馆做做康复

真相:由于现代人对健康的渴求,去养生馆保健成为热门需求。养生保健项目五花八门,如经络养生、推脊疗法、火毯疗法、推拿经筋等,有的打着"治未病"的口号,号称包治百病。养生馆虽可保健、放松身心,但并不能治疗疾病,卒中后也不建议去养生馆做康复。

其一,养生馆不属于医疗机构,国家对养生馆的资质要求仅限健康状态辨识与评估、咨询指导、健康干预、健康管理等服务,并无卒中后相关的康复治疗资质的要求。其二,养生馆从业人员仅需健康证就可上岗,无专业康复医学背景,也不会对患者进行针对性康复训练。其三,养生行业无资质养生馆泛滥,没有医疗机构的监督,患者的康复情况无法保证。因此,卒中后患者去养生馆进行"就医"会使患者错失最佳康复时间影响康复进度。盲目康复训练也会加重患者肢体痉挛情况,极易造成患肢脱位。

㊼ 偏瘫了,接受被动康复治疗就能恢复吗

真相:日常生活中卒中患者一般生活不能自理,生活体验度与患病前差异较大;患侧肢体也会出现不适、疼痛、肿胀等情况。这些情况极易导致患者产生情绪消极低落、不主动与他人接触,患者及家属更偏向于接受被动康复训练。被动运动是一种在康复早期的治疗性运动,它可以促进肢体血液循环,加强患侧关节活动度,防止肌肉萎缩。但随着患者自主运动的出现,被动接受康复治疗不仅会使患者的社会参与能力降低、减少运动参与度、增加康复惰性,还会严重影响患肢主动运动的恢复程度。

其实,康复训练需要多以任务导向为中心,即针对卒中后偏瘫的患者以作业或任务为导向,目的是让患者主动参与运动。

> "被动放早期，主动增疗效，方法要适当，不懂医生帮，共同保健康。"

48 脑卒中康复中，活动越多就越好吗

真相：大多数卒中患者都希望可以尽早恢复肢体运动功能，认为活动越多，患侧肢体恢复得就越快，这种想法是错误的。原因有三。

其一，发病后大部分活动是患者自身盲目的运动，盲目运动会导致很多错误运动的出现和错误习惯的固定，更甚者会使肌肉痉挛情况逐渐加重，引起患侧肢体疼痛，导致患者运动能力降低。其二，瘫痪恢复过程实际上是患者重新学习各种生活技能的过程，在这个过程中康复师会规范患者的动作行为，并制订康复训练时间。由于康复师做康复的时间固定，发病后患者运动越多，康复师纠正错误的机会较少，一旦患者形成错误习惯，极易出现步态不稳、肩关节脱位等不良事件产生。其三，卒中后患者的活动量大，会导致肩、髋、膝关节的损伤和异位骨化的产生，运动不当也会导致关节半脱位，一旦出现这些异常，患侧肢体疼痛剧烈，则影响患侧肢体康复进度。

一般来说，患者运动锻炼要遵循持之以恒、循序渐进、因人而异、劳逸结合等原则，不是多动就好，应该在医生和康复师的指导下进行正确活动。

49 卒中后下地越早，功能恢复就越快吗

真相：下地走路让卒中患者重燃生活希望，给家属送来指路明灯，因此，恢复下肢功能是大多数患者及家属最急迫的需求，但是卒中后患者下地走路并不是越早越好。

偏瘫患者不具备行走能力时,家属会架着、拖着患者行走,这极易导致髋、膝关节的损伤和异位骨化的产生。一旦出现这些异常,不仅纠正困难,且影响患者的下肢恢复;而偏瘫患者具备行走能力,但未经合理训练就急于下地走路,此时,患侧关节为僵直状态,足尖下垂,使得患肢"加长",抬离地面困难,只能借助向对侧倾斜躯干,同时骨盆上提的力量将下肢向上拉起。这种拉起的幅度十分有限,仍不能使该下肢顺利向前迈出,需向外侧划弧线后再落回身体前方,这会导致偏瘫患者常见的"划圈"步态,影响偏瘫患者下肢进一步恢复。

那卒中后患者何时才能下地走路呢?首先,患腿要具备足够的负重能力,最好患腿能单独支撑全身重量。其次,患侧肢体有主动屈髋、屈膝能力。只有这样才能避免不正确代偿所形成的异常步态。

> "为什么很多偏瘫者会出现奇怪的'划圈'步态?那都是因为下地太早、太急。切忌!"

㊿ 康复治疗对脑卒中后遗症没什么效果吧

真相:大多数患者及家属认为,卒中时间长了,康复无疗效,生活没指望。实际上研究表明,康复治疗对脑卒中后遗症期(卒中后6个月)也有一定的效果。脑损伤的恢复过程没有终点,只是恢复进程逐渐减慢。运动功能的恢复可持续到发病后1至2年,甚至有研究证实可持续到形成固定损伤之后5年以上。

康复治疗分很多类型,如物理治疗、作业治疗、言语治疗、传统治疗等方面,这些治疗对脑卒中后遗症的各方面均有疗效。在我国,由于地区间康复医学发展的不平衡和医疗费用等问题,不少卒中偏瘫患者不能及时接受康复治疗,但他们仍有"康复潜能",康复治疗仍可改善他们的运动功能和日常活动能力。

> "康复要趁早，恢复无终点，疗效诚可期，坚持价更高，潜能待发掘，生活燃希望！"

51 家人卒中后,脾气怎么越来越古怪

真相:"贴心老伴变成暴躁狂,病前病后两个人",一场疾病不仅带来身体上的残疾,更带来心理上的伤害,这是极度困扰患者家庭的问题。卒中后抑郁是脑卒中常见的并发症之一,抑郁属于情感障碍,常表现为情绪低落、悲观、主动性降低、兴趣下降,甚者有自杀倾向和行为。抑郁同样影响身体功能的康复以及认知能力,甚至增加疾病死亡率。随着医学模式转变,卒中后抑郁越来越受到重视,亦有专门的心理治疗师进行心理辅导。

心理康复采取行为干预、放松训练、支持性心理治疗以及加强与患者社会支持系统的沟通和交流。抑郁初期让患者接受紧张、焦虑、害怕均是正常的心理反应,并支持其情感宣泄,树立信心,配合治疗;治疗中期开展身体训练和放松训练,如看书、听音乐、做手工;治疗后期给患者广泛的社会支持,以减轻其孤独感并配合抗抑郁治疗。总之,如果家属发现患者得病后,脾气越来越古怪,不但需要重视,更要尽早进行心理康复治疗。

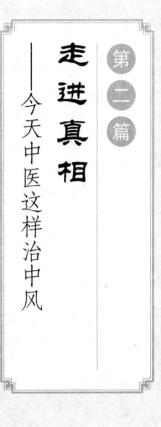

第二篇 走进真相

——今天中医这样治中风

- ▽ 「慢郎中」巧治「急中风」。
- ▽ 中风了，化痰、通便都是妙法。
- ▽ 中风后，及时针刺治疗有助康复。

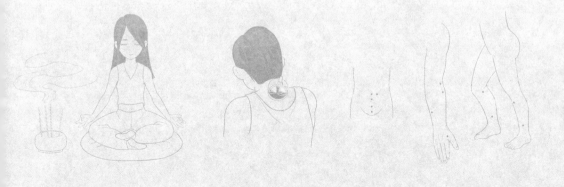

❶ 中风就是"风"邪所致的吗

真相：从病名上看，中风容易让我们联想到和"风"的相关性，其实所谓中风，古人认为就是风邪进入脑络所引起的疾病。中医经典著作《黄帝内经》中就提到："风者，百病之长也。""风"邪易变，许多疾病的发生和发展，都与"风"邪有着千丝万缕的关系。

关于中风，一部分人认为，首先在于人体气血虚弱，不能抵御自然界风邪的入侵，从而产生一系列中风症状。也有一种说法认为，包括作息不规律、嗜食油腻重口味食物、缺少运动、情绪因素等在内的长期不良生活习惯，导致人体阴阳失调，气血运行失常，从而产生风邪，风邪内动，上窜于脑，导致中风病。

不论是哪种观点，我们都能看出，"风"邪是中风病发病的主要原因。

❷ 为什么有人说中风和"风"没有关系

真相：当然，疾病理论的发展往往伴随着百家争鸣。历代医家对中风病的另一种观点认为，虽然中风具有发病突然、传变迅速等特点，但是它的发生和"风"没有直接关系。《景岳全书》中明确提出中风"非风"的观点，强调中风并非外感风邪，与"内风"又无直接关系。"非风论"分为"虚、火、痰、瘀"等不同观点，认为内虚、火邪、痰湿、瘀血皆可致病。

由此，"非风论"中的"风"并非外感风寒，而是由于人体内部正气不足，阳气虚弱，真阴亏耗，元气衰败所致，其内伤因素包括饮食生冷食物、精神情绪受到刺激、过量饮酒饮食油腻、过度疲劳休息不足，或由于年老体弱，这些都是可致中风发病的根本原因。

❸ 口眼歪斜就是中风吗

真相：其实，口眼歪斜除了中风，也是另一种很常见疾病的症状。这种病，在西医学中叫做面神经麻痹，中医叫作口僻，也就是人们俗称的面瘫。

面瘫，是一种由于面神经受损导致面部肌肉运动功能丧失的常见疾病，表现为不能皱额蹙眉、不能闭眼或者眼睛闭合不全、额纹消失、一侧鼻唇沟变浅、嘴巴歪向另一侧、喝水时液体不自主从嘴角流下、咀嚼时食物滞留在一侧齿颊之间、说话含糊吐字不清，有时候耳朵后面会有疼痛的感觉。

虽然部分中风患者也会出现面瘫，但是往往伴随肢体乏力、活动受限等一系列其他症状。所以发生口眼歪斜，要注意鉴别面瘫和中风，千万别把面瘫误当作中风，也别把中风当作面瘫。

❹ 四肢瘫痪就是中风吗

真相：有一类和中风症状相类似的疾病叫做"痿证"。痿证表现为身体的肌肉，尤其是四肢的肌肉松弛、萎缩无力，肢体的运动受到限制，不能活动自如。

西医中的多发性神经炎，患者会出现肢体对称性感觉障碍、运动障碍甚至瘫痪。

周期性瘫痪是一种周期性发作的瘫痪疾病，发作时持续数小时至数周，发作间歇期完全正常，多数伴有钾离子代谢异常，是一种遗传性疾病。

还有一种肢体瘫痪的疾病叫做运动神经元疾病，就是"宇宙之王"史蒂芬·霍金得的那类病。霍金被诊断为肌肉萎缩性侧索硬化症，俗称渐冻症，在之后的数十年间被禁锢在轮椅上，只有三根手指和两只眼睛可以活动。

另外，脊髓病变也会导致瘫痪。前中国女子体操队队员桑兰，不慎受伤后造成颈椎骨折，脊髓损伤，胸部以下高位截瘫。

重症肌无力是一种神经肌肉接头传递障碍的获得性自身免疫性疾病，主要表现为肌肉非常容易疲劳，活动后症状加重，休息和应用胆碱酯酶抑制剂症状减轻。随着病情加重，患者还会出现眼睑下垂、肢体活动无力、吞咽困难、呼吸困难等症状。

以上疾病都可出现肌肉无力，四肢活动障碍，属于"痿证"范畴，但不是中风。

⑤ 肢体疼痛麻木会是中风吗

真相：肢体疼痛麻木是中风的临床症状之一，而除了中风，更有其他疾病也可表现出相关症状。这里，我们不得不提到中医的"痹证"。

"痹证"的西医病名是风湿性关节炎，典型表现为游走性多关节炎，常对称累及膝、踝、肩、腕、肘、髋等大关节，局部呈现红、肿、热、痛等炎症表现，部分患者数个关节同时发病，手、足小关节或脊柱关节也可累及。具有相关症状的疾病还有类风湿性关节炎，表现为慢性起病，以对称性手、腕、足等多关节肿痛为首发症状，早上起床时出现关节僵硬，又叫晨僵，可伴有乏力、低热、肌肉酸痛、体重下降等全身症状。此外，痛风也有肢体疼痛症状，表现为第一跖趾、踝、膝等单个

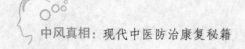

关节红、肿、热、痛，可伴头痛、发热等全身症状，一般发作急骤，这类疾病病程较长且容易反复，有些需长期服药治疗。

所以，当出现肢体麻木疼痛的时候，需要去医院检查。以上提到的风湿和类风湿性关节炎以及痛风病，通过血液生化和拍片检查就可帮助分辨。

⑥ 怎么分辨中风的类型和预后

真相：及时分辨中风的虚实轻重，能够指导我们在第一时间认识病情和预后。

中风实证，以年轻患者多见，表现为突然昏倒、意识模糊不清、牙关紧闭不能说话、双手紧握、身体僵硬、呼吸声音粗大、满面通红、喉中有痰鸣、大小便不通，此为闭证。闭证又分为阳闭和阴闭。所谓阳闭，患者表现为面红身热，苔腻脉滑；所谓阴闭，患者表现为面白唇暗，肢冷脉缓。中风虚证也就是脱证，以年龄较大患者更多见，表现为嘴巴微张、双目紧闭、四肢瘫软无力、肤温较低、呼吸缓慢、气息微弱、大小便失禁，脉搏几乎摸不到。

当患者发生中风后，神志清楚，仅出现肢体乏力、活动轻度受限或感觉麻木，讲话稍有吐字不清，此为中风中经络患者，这部分人群相对病情较轻，预后较好。但是，当患者出现昏迷，意识丧失，甚至呼吸、心跳、血压不稳定，此为中风中脏腑患者，他们的病情则较为严重，预后较差，有些甚至不可逆转出现死亡。

中经络和中脏腑的区别在于有无神志改变，中经络一般无神志改变，病位较浅，病情较轻；而中脏腑一般出现昏迷不省人事，病位较深，病情较重。当中脏腑患者经过治疗后，出现神志转清，讲话含糊不清，饮食吞咽困难、半侧肢体无力等症状减轻，说明病情向中经络转变，由重转轻，提示疾病预后较好；当中经络患者出现神志不清，呼之不应，症状加重，也就是疾病发展恶化了，提示预后较差。

❼ 中医"慢郎中",能治"急中风"吗

真相:在我们的认识中,中医似乎更擅长治疗一些慢性病或者调理性疾病,因此,被称为"慢郎中"。其实,中医也能治疗急症,并且可以治疗中风各时期。

中风急性发作时,对伴有昏迷的中脏腑患者,中医可予安宫牛黄丸、独参汤、参附汤等参与抢救。如出现神志昏迷、面红、高热、烦躁、胡言乱语等表现时,用安宫牛黄丸可起到清心解毒、化痰醒脑开窍的作用;如出现昏迷、四肢湿冷、大汗淋漓、呼吸微弱、二便失禁的情况,急予独参汤可大补元气,回阳固脱。对于没有昏迷及意识改变的中经络患者,经西医抢救后可由中医师进行辨证治疗,能起到改善脑部血流和肢体功能的作用,中西医结合的疗效优于单用西医。

❽ 看一次诊,开一次方,能吃多久

真相:减少外出就医频次,一张处方能长期服用是中风病人的心愿。然而,每种疾病本身都有动态的变化过程,从发生、发展,到预后、转归,可表现为多种证候特点,根据不同表现,医师治疗用药上也会有所调整,这就是中医辨证论治的体现。所以,我们每次就医结束

拿到手的处方其实不只是看"病"而来，更是看"证"而来。疾病在不同时期的证候不断变化，辨病和辨证相互结合，是辨证论治和处方加减的依据所在。

一般情况下，一次就医开具的处方量为7～14帖，也就是1～2周的药量，服药期间如出现病情变化，需及时就诊调整处方。对于病情相对平稳者，可适当延长同一张处方的服用时间，通常为1～2个月，但依然建议定期复诊，根据病情变化调整处方。

❾ 中医治中风，家属代诊可以吗

真相：在中风病发展过程中，病机转变迅速是主要特点，在把握不同时期病机的前提下，进行正确治疗，则需建立在辨证论治基础上。辨证论治是中医个体化治疗的体现，所谓辨证，即将望、闻、问、切四诊所得到的信息进行综合分析，明确病因、病性、邪正关系等，根据辨证结果，决定治则方药。前提就是这些信息都需要从患者身上采集得到，如果由家属代诊，医师将不能从患者身上采集到完整的病史信息。因此，辨证信息的缺少从一定程度上影响医生的判断，无法准确处方用药，影响治疗效果。我们建议在条件允许的情况下，患者尽量亲自就诊，方能保证治疗方案和个体情况的高度契合，取得更好疗效。

❿ 患者实在不方便出门，视频看诊可以吗

真相：当我们人手一部智能手机，当视频互联网平台日新月异，视频门诊成为一种可能。视频看诊可在一定条件下对患者进行远程就医指导，但由于中医看诊的特殊性，强调个体化、整体性及辨证论治，需全面采集患者的病情信息，即便医师通过通信设备与患者交流获取信息，依然无法完成闻诊、切诊和查体（如闻到患者身上的"烂苹果味"，可判断是糖尿病重症）。尤其切诊是指医者用手触按患者

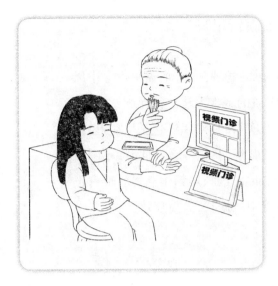

身体,包括"把脉",在中医诊疗中相当重要。诊疗信息的缺失,将不利于医师获取完整信息,不能及时察觉异常体征。

所以,尽管视频门诊对于外地或重症患者来说确实是简便的就医方式,但还是建议尽量至医师处面诊(尤其是初诊时),以便医生更直观地了解情况,制订精准方案。

⑪ 听说安宫牛黄丸是治中风神药,该不该弄来试试

真相:安宫牛黄丸出自《温病条辨》,全方包括牛黄、犀角、黄连等11味中药,是久负盛名的急症用药,具有清热解毒、镇惊开窍的功效,主要用于治疗昏迷、高热、痰多、面红、烦躁、抽搐、惊厥、口臭伴大便秘结、舌质红苔黄腻等急性期中风痰热腑实者,此外,还可治疗各种脑炎、脑膜炎、脑出血、败血症等病。但值得注意的是,安宫牛黄丸中含大量苦寒药物,因此,只适用于中医辨证为热证、实证,痰热神昏的中风患者,对于虚寒性中风,痰热不明显,或脾胃虚寒的患者并不适合。若不经辨证,盲目服用,只会加重病情,适得其反。此外,在中风急性期服用安宫牛黄丸有利于疾病恢复,而在中风恢复期及后遗症期服用并无助于恢复预后。总之,安宫牛黄丸并非神药,也不适用于治各期各型中风。

> "安宫牛黄丸只适用于实证中风患者,虚证中风者服用会加重病情。"

⑫ 中风就是血脉不通，只要活血就行了吗

真相：血脉不通、瘀阻脑络是中风的病理基础，血瘀可贯穿中风病程始终，活血化瘀是治疗缺血性中风的基本大法。活血固然重要，但中风治疗又不只限于活血。根据邪实不同，中风还包括风痰上扰、肝阳上亢、肝风内动、痰热闭窍、气虚血瘀、肾精亏虚等证型，不同证型不同治法，如平肝息风、化痰开窍、补益气血、填精生髓等。唯有正确辨证，量体裁衣，恰当施治方可改善中风症状，提高疗效。

⑬ 治中风为什么要补气

真相：中医认为，血的运行需要气的推动，气虚无力行血，则血液运行不畅，形成血瘀，阻滞脉络，气虚血瘀是缺血性中风发病的重要病机，尤其体现在恢复期及后遗症期。临床报道采用益气化痰祛瘀法治疗中风，总有效率达92%；采用益气散瘀法的总有效率可达96%。最新研究比较益气活血与化瘀通络两种不同方法治疗中风，提示两者在总有效率上相差无几，但益气活血法在改善神经功能及生活能力方面疗效更优。以上研究，共同点都采用了补气治疗。

气和血是构成人体的基本物质，气能生血亦能行血，血能生气，二者相互依存。中风发生后，患者因肢体活动障碍而长期卧床，《黄帝内经》有云"久卧伤气"，认为久卧可导致气虚，补气得以活血，祛瘀得以通经，因此，补气在中风的治疗中占据重要地位，尤其对于中风后遗症患者。

⑭ 中风急性期可以补吗

真相：中风急性期以风、火、痰、瘀等邪实为主，如风火上扰者，

一般发病较急，伴头痛、眩晕、面红耳赤、舌红苔黄；痰热者，伴大便秘结、舌苔黄腻、脉弦滑；痰瘀证，伴肢体麻木倦怠、胸闷痰多、舌紫暗、苔白腻。这些证型并不宜补气治疗，此时补益不当，易造成"闭门留寇"，即邪实无路而出，内阻经脉，上扰清窍，发为中脏腑闭证。只有待进入中风恢复期及后遗症期，邪实祛除，出现气短乏力、懒言少语、时有自汗等气虚表现时，予以补气治疗，方可实现行血通络之效。

> "中风恢复期及后遗症期，如果邪实过甚、实热或阴虚症状较明显，出现口干舌燥、面红、胡言乱语、大便干结等症状，仍不能盲目进补。"

⑮ 我是中风，为什么医生要为我化痰

真相："化痰"与"中风"，乍一看似乎没有关系，其实，我们要说的此"痰"并非彼"痰"。中医认为，"百病多由痰作祟"，此痰为无形之痰，是在中风病机中起关键作用的病理性产物。

那么，与中风关系密切的"痰"究竟从何而来？随着现代人生活方式、饮食结构、工作节奏的改变，饮食不节、嗜食油腻、作息不规律、缺乏运动、精神紧张等因素导致脾胃受损，脾虚则运化失常，湿浊内生，停聚为痰。现代医学认为，痰浊是引起血流动力改变的重要原因，而痰湿证人群多表现为血液黏稠性和凝固性的增高，容易导致脑血流异常等问题。

与"痰"相关的中风证型包括：风痰阻络，痰湿蒙窍，痰热闭窍，痰瘀互结，痰热腑实，气郁痰阻，风痰瘀阻等。因此，在中风治疗中，医生会抓住"痰"的特征，辨明痰的性质，有的放矢地予以化痰治疗。

⑯ 治中风为什么要补肾

真相：中风恢复期及后遗症期的治疗中，不少医生在开具处方时会用一些补肾药。

肾虚是中风发病的基本病机，《景岳全书》中提到："人于中年之后，多有此证其衰可知，根本衰则人必病，根本败则人必危矣。所谓根本者，即真阴也。"真阴是人之根本，中年之后真阴逐渐衰败，易发中风，真阴也即肾阴，说明肾虚与中风发生发展的相关性。年老体虚，脏腑功能下降导致肝肾亏虚，肾精不足，或多病久病，损伤正气，脏腑亏虚，精血不充，不能上荣脑髓，这是中风发病的重要因素。因此，中风的病位虽然在脑，却与肝肾息息相关，肾藏精，精生髓，肾精不足，不能充养脑髓，故治疗中应兼顾"补肾"，通过补肾达到填肾精、益脑髓、通脑络、清脑窍的目的，在活血祛瘀，通经达络同时，以补肾填精益髓法最大限度恢复脑功能。

⑰ 治中风的中药和感冒药是一种煎法吗

真相：中药的疗效与煎煮法密切相关，所谓"药之效与不效，全在乎此"。如治疗感冒的药味多为芳香发散的解表药物，不宜久煮，在汤剂煮沸后5～10分钟即可，过久煎煮会降低药效，出汤后须趁热服下，服后进热粥、米汤发汗以助药力。

治疗中风的中药并不同于感冒药的煎煮法。煎煮前，要将药物置于冷水中浸泡30分钟，以利于药物有效成分析出，冬天以温水浸泡为宜。一般加水量以没过药物平面3～5厘米，或者以药水比例1:7为合适。煎煮时，以大火煮沸（约15分钟），后改为小火慢煎，保持微微沸腾（约1小时）。当然，还要根据实际情况和所煎煮药物性味不同而定，如滋补厚腻药物应文火久煎。在煎煮过程中，可适度翻拌，以防止糊锅，但切记频频揭盖，以防挥发性成分丢失。若方药里有石膏、代赭石、瓦楞子、灵磁石、生龙骨、生牡蛎、鳖甲、龟板等矿石、贝壳类药物,宜打碎先煎20～30分钟;有肉桂、薄荷、白豆蔻、砂仁等,以及钩藤、生大黄等有效成分不宜久煎的药品,一般煎煮时间5分钟即可。中药汤剂一日一贴,早晚各服用一次,一般建议饭后半小时服用,两次服药间隔8～10小时,与西药间隔半小时服用为宜。

中
成
药

⑱ 想去乡下住段时间休养,不能煎中药怎么办

真相:中成药简、便、廉、易,省去了汤药煎药的过程,节约了时间与精力,长期服用亦可纠正中风患者偏颇体质。部分轻症中风患者有外出需要的,可在医生指导下,以中成药替代汤剂进行治疗。

有些患者在服用汤剂过程中,会出现皮肤瘙痒、头痛、腹胀、呕吐、腹泻等症状,这些不适症状常因人体对于全蝎、蜈蚣等虫类药中异体蛋白质的过敏反应所引起。这类对中风汤剂过敏的患者不在少数,此时也可改为长期服用中成药。中成药在制药过程中通过高温炮制等制作工艺,保证一定温度和时间要求,可减缓虫类药成分释放速度,减轻毒性,改善异体蛋白过敏情况。

⑲ 中成药可以替代汤药吗

真相:生活节奏快,家庭琐事多,时间很宝贵,因此,很多患者更愿意选择中成药替代汤剂进行治疗。目前,临床上常用治疗中风的中成药有60多种,中成药已成为治疗中风病的选择之一。

患者经过急性期救治后,只要病情稳定、症状表现相对单一、夹

· 50 ·

杂症状较少,都可以在辨证准确的前提下选择中成药进行治疗;病情复杂且严重、夹杂症状较多、病情难以控制的患者,若情况允许,建议口服中药汤剂治疗,根据望、闻、问、切四诊信息,结合病情遣方用药,方能获得更好疗效。

⑳ 吃了中成药,就可以不吃西药了吗

真相:"中药没啥副作用、中药更便宜、中成药吃吃方便",很多患者认为吃了中成药就可以不吃西药,其实这种认识是错误的。

中风急性期辨证使用包括中药静脉制剂在内的中成药,可有效改善脑部供血。但脑卒中尤其是缺血性脑卒中早期的治疗除了一般治疗,还包括溶栓、抗凝、降纤、抗血小板及神经保护等治疗。药理学研究提示,除溶栓以外,虽然很多中药具有与西药相似的机制,但仍缺乏有力的临床证据,因此,中风急性期治疗不能以中成药替代西药。对于中风恢复期患者,强调控制危险因素预防再中,而目前还没有中药或中成药可以代替西药抗血小板、抗凝治疗,及进行血压、血糖、血脂的管理。

中成药治疗中风作为"锦上添花"以改善症状、调理体质为主,但不能替代西药。防治中风病,无论中药还是西药都不能互相取代,寻找中西医结合的契合点才是提高整体疗效的关键。

㉑ 中成药治疗中风比西药疗效差吗

真相:如今西药在中风防治中占据重要地位,中成药和同类西药相比疗效存在一定不足,但中成药在治疗中风方面仍有如下优势。

● **因人而异,因时而异**:中医治病讲究的是整体观念和辨证论治,即从患者及疾病的整体出发,通过望、闻、问、切四诊合参进行辨

证论治,强调标本兼治,并不等同于西医抗血小板、抗氧自由基、降压等药物的叠加使用。

- **疗效明确**:中成药的配合治疗能够降低脑中风的病死率和致残率,改善残疾程度。

- **不良反应较少**:西药抗血小板和抗凝治疗可一定程度增加患者出血风险,而他汀类药物存在发生药物性肝损的可能。相比之下,中成药是相对安全的,不良反应仅以消化道症状多见,此外,某些含特定成分的中成药与西药联用也可减轻西药副作用,提高整体疗效。

㉒ 治中风中成药就是活血药吗

真相:目前用于治疗中风的中成药如血塞通片、银杏叶片、脑安胶囊等,都属于活血通络类药物,这给大家造成一种误解,认为治疗中风的中成药就是活血药。其实,临床上用治中风的中成药种类繁多。根据药典及国家基本药物目录可将市面上常用中成药分为以下六大类:平肝息风类、祛风化痰类、化瘀通络类、益气活血类、养阴息风类及开窍类,下面就罗列常用中成药。

- **平肝息风类**:龙脑安神丸、心脑静片、醒脑降压丸。

- **祛风化痰类**:中风回春丸、全天麻胶囊、中风再造丸、消栓通络胶囊、大活络丹。

- **化瘀通络类**:银杏叶片(胶囊)、脑安胶囊、强力天麻杜仲胶囊、血塞通注射液。

- **益气活血类**:脑心通胶囊、通心络胶囊、步长脑心通、补气活络丸、生脉注射液。

- **养阴息风类**:天麻丸、大补阴丸、天麻钩藤颗粒。

- **开窍类**:安宫牛黄丸、苏合香丸、紫雪散、醒脑静注射液、清开灵注射液。

㉓ 中风急性期能用中成药吗

真相：中成药具有药效长且慢的特点，因此被认为只适用于中风恢复期及后遗症期的治疗。其实，中成药在中风急性期治疗中同样具有优势。

证　型	中　成　药	功　　效
风痰阻络	全天麻胶囊、中风回春丸	息风化痰，活血通络
痰热腑实	新清宁片、牛黄清心丸、清开灵注射液	清热化痰，醒神开窍
气虚血瘀	脑心通胶囊、消栓通络片、生脉注射液	益气活血
阴虚风动	大补阴丸、天麻钩藤颗粒	滋阴潜阳，息风通络
痰蒙清窍	苏合香丸、醒脑静注射液	温阳化痰，醒神开窍
痰热内闭	安宫牛黄丸、牛黄清心丸、紫雪散、清开灵注射液	清热化痰，醒脑开窍
元气败脱	参附注射液、参麦注射液	回阳救逆

"中成药也需要通过辨证选择，不能按照个人习惯或参照药名选药。"

㉔ 没有过敏问题，适合吃治中风的中成药吗

真相：虽然中成药被证实具有较高的安全性，但某些特殊人群，如过敏体质、存在其他脏器损害、肝肾功能不全、有免疫系统疾病的中风患者，仍须谨慎使用中成药。治疗中风的中成药中常含有全蝎、蜈蚣、水蛭等虫类药，除可能引发过敏反应外，部分虫类药有毒性，长期服用对肝肾功能造成一定负担。患者如因病情需要必须服这类药，也需在医生指导下选择恰当的药物、剂量、剂型及疗程，并定期检查肝肾功能等安全性指标。

和汤药相比，中成药的最大特点是服用方便、药味组成固定，但无法根据患者个体情况灵活调整。因此，证型复杂、夹杂症较多、病情进行性发展的患者，不适合服用中成药。

㉕ 长期服用治中风的中成药，怎样减少副作用

真相：所有的事物都有两重性，中成药也不例外，既能起到防止中风的作用，也可能带来一定副作用，所谓"是药三分毒"。

中风患者需要长期服药，其中也包括一些中成药，如何兼顾服药的有效性及安全性呢？首先，我们来了解下中成药出现副作用的主要原因：组方中存在毒性成分；患者体质对某些药物不耐受，出现过敏；辨证不当或药物适应证把握不准确；长期大剂量服用含有毒性药材的中成药；药物之间联合使用出现不良反应。

了解发生副作用的原因后不难发现，其实只要准确掌握药物的适应证，根据中医理论辨证选药，选择适当的剂量及疗程，尽量避免服用含有毒性成分的中成药，就可以在很大程度上减少副作用。此外，在服药期间还应定期监测安全性指标，如血、尿、粪常规、肝肾功能、心电图等，如果出现异常应及时救治。

26 中医治中风只用中药吗

真相:许多患者认为中医治疗中风只有中药,其实中医武器有很多,除中药外,还有针灸、推拿、气功、药浴、敷贴等治疗,这些都属于中医康复的治疗范畴。在以下这些场合,中医康复大有用武之地。

• **临床病房:**比如可通过针灸配合口服中药,针药并用治疗面瘫。

• **运动治疗室:**比如中风偏瘫患者肩关节脱位,可通过火罐结合针灸,后期配合推拿治疗有显著疗效。

• **作业治疗室:**中风患者练习坐姿,但腰部力量不够,可通过针灸结合腰背部的功法治疗,以提高患者的腰背力量。

• **言语吞咽治疗室:**可针刺及点刺放血对吞咽困难和语言障碍进行治疗。

中医康复是块"砖",哪里需要哪里搬,其武器繁多,涉猎面广,极大提高了中风患者的康复疗效。

"针灸结合推拿后期配合功法治疗,仅需定期医院就诊,费用低廉,且简便易行。"

㉗ 想快些恢复，是不是还是西医康复更好

真相：中医康复和西医康复是康复治疗的两大部分，二者在治疗中各有所长，优势互补。西医康复主要是以运动康复为主进行各项功能训练，而中医康复则在中医学理论指导下进行辨证论治，最大限度改善和恢复患者肢体功能。

其实，中医康复不比西医慢。如中风患者有肌张力障碍，西医会采用关节活动度训练、痉挛肌肉缓慢牵伸、夹板疗法等，1～2个疗程治疗后可缓解肢体痉挛，作用慢但持久；中医则采用针灸治疗，针刺阳跷脉、阴跷脉、筋经部，治疗后可马上缓解肢体痉挛，作用快但持久性差。两者相互补充，康复效果相得益彰。尽管西医康复理论更新整合速度较快，且新技术的发展与使用较多，在世界范围内接受较为普遍，但中医康复以其独特理论和方法，如自然疗法、情志疗法、针灸康复、按摩康复、膳食康复等，比起西医康复起效更快、副作用更小，越来越被广泛应用。

㉘ 中医康复做做针灸和推拿就可以了吗

真相：针灸和推拿是中医康复界的明星，可中医康复不仅有针刺、推拿，还包括中药内服和外用、拔罐、刮痧、艾灸、穴位敷贴、药透、太极拳、五禽戏等疗法。中医康复主要目的是帮助和指导患者顺应自然，调整疾病病理状态，使机体达到协调统一，它同样有着自身特色，如中药、针灸可恢复患者运动、感觉、认知、吞咽障碍；穴位敷贴、药透能改善患者疼痛症状、局部肢体肿胀；太极拳、五禽戏则调整肢体协调性、促进患侧肢体血液循环。各种中医治疗方法在中医康复理论的指导下百花齐放，各有所长。

比如，针灸虽然在各种原因引起的瘫痪及多种痛证治疗中有明显优势，但对于心肺功能康复如冠心病、高血压、慢性心力衰竭、肺功

能障碍等治疗效果欠佳,需要结合太极拳、五禽戏、气功、八段锦等;对于神经康复如认知障碍、抑郁,针灸治疗结合五音和气功疗法,疗效更佳;对于骨关节康复如半月板置换术后、脊椎损伤、股骨头置换术后,针灸疗效欠佳,需结合药透、穴位敷贴、中药外敷治疗。

中医康复以整体观念、辨证论治为特色,疗法众多,各有所长,各种手段综合治疗,各取其长,各补其短,增强疗效,扩大适应证。

㉙ 中医康复应该做多久

真相:关于中风康复的开始时间及疗程争议颇多。一般认为,生命体征稳定的患者,症状及体征不再进展后应尽早介入康复治疗;轻中度中风患者,发病24小时后可进行床边康复及早期离床的康复训练,康复训练应以循序渐进的方式进行,必要时在监护条件下进行。

至于康复应该做多久,取决于患者本身康复情况及医生的量表评估,一般治疗以10次为1个疗程,2个疗程间休息1周。病情轻者在治疗1个疗程后症状有所好转,病情重者在治疗3个疗程以上方才有效。一般在治疗3个月后进行康复疗效评定,评定量表包括情绪、认知、运动、感觉、言语、吞咽、日常活动等,以针对每个患者进一步制订康复计划。待患者基本恢复日常活动能力可暂停康复治疗。

㉚ 中风后针刺开始时间是否越早越好

真相：首先，我们需要知道，针刺在中风急性期介入对之后的康复有巨大帮助。近年，针灸已被写入中风诊治指南，可见，西医康复也在逐步接受针灸治疗。目前主流观点认为，当患者生命体征稳定，心率、呼吸、血压在正常值范围或可控高值范围时，针灸就开始其帮助康复的使命。针灸的主要作用是醒脑开窍，活血消肿，相对药物治疗更有针对性，且可早日唤醒大脑与患侧肢体间的联系，让大脑重新获得对手脚运动感觉的掌控权。

值得注意的是，即使在中风症状发生第一天就开始治疗，也不能百分之百保证病情的稳定与好转。因为病情发展，血管内血栓形成的不完全或完全，或近乎完全，脑缺血区域水肿，疾病变化等因素，针灸往往无能为力。因此，一些医师提出"不做白用工"，待中风急性期，大约是发病一周至两周内，此时症状稳定，不再进展，才介入针灸治疗，疗效方可事半功倍。

但中风每次发病是没有规划路线的，发病三至五天时，临床症状也不一定加重。所以，我们建议，在征得患者和家属意见后，尽早针灸治疗中风，对疾病的预后和康复都有积极帮助。

㉛ 针刺治疗是否留针时间越长越好

真相：针刺的疗效取决于多个方面，比如疾病、患者的身体素质、针感等。早在古代是没有电针仪的，那古代医师行针得气后一般留针多久呢？

所谓得气，也就是针感，在针刺穴位后，经过手法操作或较长时间的留针，使患者出现酸、麻、胀、重等感觉。得气感的产生往往和疗效有密切关系。唐代孙思邈《千金要方》中记载有"针间使百息"，指留针时间5～6分钟。而现代针具制造精密且无菌，留针时间可适当延长，加之电针仪助力，便能更好实现"得气"的效果。目前临床较常见的是以20分钟为一次的治疗时间。

研究发现，治疗时间短，起效慢，但是维持时间长；治疗时间长，起效快，但维持时间短。一般治疗10分钟以上起效，且留针时间在1小时内，能获得较好疗效。当然，不同疾病，最佳留针时间也不同。对于中风患者，针灸治疗以留针60分钟为最佳。当超过留针最佳时间，因穴位敏感度下降、身体素质等问题，治疗效果则逐渐减弱。

㉜ 针刺穴位是否越多越好

真相：如上所述，留针时间并非越长越好，同样，针刺穴位亦非越多越好。穴位有各自特定的作用和主治范围，多个穴位可相互作用，可能表现为治疗效果的增强，也可能表现为治疗效果的降低，即所谓穴位间的协同及拮抗作用。如针刺神门对高血压有明显的降压作用，配合大敦穴可加强降压效果，如加用肾经穴则无此作用。又如电针膻中可引起催乳素分泌，以膻中与足三里配伍，增强催乳素的分泌，而膻中与足临泣配伍则减少催乳素分泌。因此，并非取穴越多越好，而应重视配伍取穴，能少则少，充分发挥穴位"放大"效应，避免穴位间拮抗作用,如此,方可减少副作用,提高临床疗效。

㉝ 电刺激频率是否越高越好

真相:不同电针频率产生不同治疗效果,临床应该依据病情进行选择。高频电针常有镇静止痛、舒缓肌肉紧张、缓解血管痉挛的作用;低频电针则可以治疗肌肉、关节、韧带及肌腱的损伤。对于不同疾病,高、低频电刺激各有优势。高频率电刺激比低频率电刺激对中风恢复期的治疗效果更明显,但频率在50赫时患者往往感到不适,故临床常选用15赫作为治疗频率。此外,还需要参考患者的心脏功能、疼痛承受能力、情绪变化等多方面因素。

此外在疾病各阶段,不同部位的治疗也应选择不同类型的频率。比如中风恢复期头针、肌张力较高的肌肉段选用密波(高频率电刺激),用以缓解血管、肌肉痉挛;肌张力较低,或者肌张力高的拮抗肌可以低频率电刺激促进神经功能恢复。因此,高频率的电刺激并不是决定疗效的唯一标准。

㉞ 肢体痉挛患者就不能做针刺吗

真相:正常情况下,大脑对肢体活动有控制能力,中风患者的脑细胞坏死,功能缺失,不能控制相应的肢体运动,表现为肌肉痉挛,不自主运动,亦叫作"抽搐"。针刺能行气活血,通利关节,针刺过程中,通过刺激痉挛肢体,促进不可控的肢体和大脑早日建立联系,重新建好司令部,肢体活动得到控制,痉挛自然可以得到缓解。临床中针灸治疗中风后肢体痉挛状态已被证实,疗效得到肯定,常用方法有经筋刺法、腹针、张力平衡针、针刺拮抗肌等。研究者应用经筋刺法,以针尖沿肌腱走行透刺达骨面,可松解拘急的筋肉;亦有研究应用腹针深刺改善缺血性中风恢复期肌张力及肢体运动功能。

㉟ 中风昏迷患者能不能接受针刺

真相：有些家属认为重症昏迷患者恢复概率小，没有康复的必要，何苦再接受针刺治疗。实际上，一方面，头针可醒脑开窍，稳定且有效地配合药物治疗能改善脑部循环，防止脑水肿加重，对中风后再次损伤有较好的预防作用；另一方面，通过对患侧肢体刺激，促使缺失神经功能部位与大脑建立联系，对功能恢复有较好帮助。并且，针刺还能缓解肌肉萎缩，为之后的康复建立良好条件。

有研究者对大面积脑梗死患者早期就介入针刺治疗，其对神经功能改善、肢体功能恢复作用明显优于单纯药物治疗。可见，中风昏迷不意味着放弃康复治疗，积极针刺介入依然能坚强捍卫生命防线。

㊱ 中风继发癫痫的患者能不能用电刺激

真相：继发性癫痫是中风最常见的并发症之一。一种发生在中风早期，由于脑组织缺血缺氧，细胞水肿，脑细胞不能稳定工作，随病情稳定，癫痫发作可得到控制；另一种发生在中风后期，因为一旦脑细胞坏死，坏死病灶可影响其他脑细胞工作，形成癫痫灶。目前针灸治疗继发性癫痫，多结合中药，头部穴位以长针透刺，配合手法强刺激。此外，根据中医"脑为元神之府"的理论，可在督脉取穴，长时间留针，甚至以埋线法达到长期刺激的目的。

中风并发癫痫的患者病位多在海马或中部颞叶新皮质区，靠近双耳位置。如中风发生在这个部位，即使没有癫痫病史，也不建议加用电脉冲，因为，直流电的刺激，哪怕刺激再小，也可能诱发癫痫，且癫痫首次发生后容易反复发作，经久难治。所以，并不建议电刺激疗法运用于中风继发癫痫的患者。

> "中风继发癫痫患者可以接受针灸手法强刺激，但不建议电刺激疗法。"

37 打头针会刺进颅内吗

真相：打头针，其实是打头皮针，顾名思义是打在皮肤下的针，不穿透颅骨，不会进脑。临床经验总结，不扎头皮针，单取患者肢体穴位，确实具有疗效，但是头针的加入，可促进患侧肢体与脑部的联系，加快肢体功能恢复；亦可改善颅外血液循环，从而减轻颅内水肿，加快大脑受伤区域的修复。据临床观察，配合头皮针治疗，可加速患者功能恢复，缩短患肢的痉挛期，减少后遗症状。

一代国医大师石学敏院士针对临床中风的两大症状——神智障碍和肢体运动障碍，确立"醒脑开窍"针法，以醒脑开窍、滋补肝肾为治疗原则，重视"调神"在中风恢复中的重要性，取得显著疗效。亦有研究者运用头针治疗中风，在改善患者神志、语言、肢体运动等方面皆优于传统针刺。因此，患者和家属不用害怕头针，它不但安全，更是针灸治疗中风强有力的武器。

38 针灸对语言和吞咽功能有改善作用吗

真相：中风患者出现"大舌头"或者失语"不说话"，并不一定是语言中枢受损。疾病过程中，任何因素影响到参与语言功能的病理环节，都可能出现"说话"问题。如果缺血坏死病灶在语言中枢，针灸干预可帮助建立新的血液循环网络，从病因角度进行治疗，配合功能训练，则更有利于语言功能恢复。如果只是语言中枢的某一环节受影响，更建议针灸治疗，且越早治疗，效果越好。语言能力较难恢复,需要长时间且有耐心,但是语言功能一旦恢复则有利于缓解患者抑郁状态,使他们更有信心去面对康复过程中的重重难关。

如果双侧脑干出现缺血问题,患者的吞咽功能就会受累,表现为喝水、吃饭呛咳,严重时难以下咽。呛咳问题不容小觑,因为,这是中风后感染发生,甚至死亡的常见原因之一。在可接受范围内,针刺咽部伴强刺激对吞咽功能有改善作用,且及早干预,恢复快、疗效好。对于有电刺激禁忌的患者,不用电针仪,单纯留针也能达到较好疗效。吞咽功能的及时恢复可为以后肢体功能的恢复提供后勤保证。

㊴ 急性期治疗中肢体肿胀是针灸扎坏的吗

真相:肢体肿胀是中风疾病发展过程中的一个阶段,跟针灸无关。中风发病三天左右,患侧肢体可逐渐出现以远端为主的肢体肿胀,如果患侧补液,肿胀程度则更为严重。究其原因与气血虚弱,经脉空虚,风湿内淫有关。西医则认为,肢体肿胀与组织液回流受阻相关,中风后偏瘫长期卧床,导致关节活动范围减小,静脉及淋巴循环出现障碍,引起肢体肿胀。

研究发现,肢体无力越严重,发生肿胀的可能性越高,且程度越重;而肌力正常的患者则较少出现肢体肿胀。因此,在康复治疗中,肌力训练,提高患肢肌力,是减少患侧肢体肿胀发生的关键。而针灸可促进患肢肌肉血管收缩,对肿胀有显著改善作用。

㊵ 艾灸治疗中风有哪些形式

真相:艾灸可以分为直接灸和间接灸。所谓直接灸,即把艾绒直接放在人体皮肤上进行熏灸;间接灸,是在艾柱下垫着姜片、蒜片、食用盐或药饼等辛温芳香药物作衬隔进行熏灸,具有温经通络作用。中风痉挛性瘫痪可采用直接艾灸、针刺结合麦粒灸;缓解肌肉

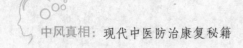

紧张度可采用直接灸夹脊穴。

此外，器物灸是利用各类艾灸器皿实施的艾灸治疗，传统艾灸器主要为灸盒，新型艾灸器包括电子灸、百笑灸等，应用电针及电子艾灸刺激经筋结点对于中风后痉挛性偏瘫亦有一定疗效。在近年，越来越多中医师开始重视艾灸在中风后失眠、便秘、抑郁状态等方面的治疗作用。其实，艾灸如同古代文明散落在大海的珍珠，现今被捡拾起来运用在中风治疗中，大放奇幻异彩。

㊶ 烧艾绒艾灸好，还是用电子艾灸仪好

真相：传统针灸学认为燃烧艾绒对人体穴位进行热刺激和药理刺激，可起到温经通络、行气活血的作用，善治各种寒性病证。近年来，研究亦表明，温热刺激是艾灸治疗效应的决定性因素。但是艾绒艾条有不安全、操作不便、需要人力、污染空气等诸多问题。电子艾灸仪则是针对这些问题，根据传统艾灸原理设计的一款无烟艾灸设备，它模拟艾灸在穴位进行热刺激和药物刺激，以达温经散寒、通络止痛、行气活血的效果，通过计算机技术和磁疗方法模拟温灸、温针灸、隔物灸、发泡灸、化脓灸等操作。艾灸仪的出现实现了个人的居家艾灸治疗，即使是腰背部难以触及的部位也可一人操作，简便且安全。

㊷ 中风后尿失禁能艾灸吗

真相：尿失禁是中风后患者的常见症状，艾灸治疗操作简便，效果显著，更便于推广。

由于尿失禁患者大部分伴有气虚症状，常以艾灸温阳补气，艾灸穴位一般以腰腹部穴位为主，如以隔姜、隔盐灸神阙穴，温和灸灸气海、关元穴。研究者运用艾灸结合针刺治疗中风后尿失禁，针刺取穴

中脘、气海、外陵、大巨、足三里，并艾灸神阙、关元、气海、中脘，两个疗程后，总有效率达91.67%。而以针、药、灸三者相结合的疗法治疗尿失禁，艾灸肺俞、肾俞、膀胱俞，总有效率达80.2%，高于单纯药物组。

"灸法具有验、便、廉的特点，家属经过培训也可在短时间内掌握要领，不仅能开展家庭治疗，为患者争取康复时间，还能节约医疗成本，减轻家庭负担。"

㊸ 中风后肢体肿胀能艾灸吗

真相：对于中风后的肢体肿胀，艾灸同样能提供帮助。艾叶气味芳香易燃，具有温经通络、行气活血、祛湿逐寒、消肿散结的作用。现代研究表明，艾条能改善血液流变与局部循环，调节血管舒缩，提

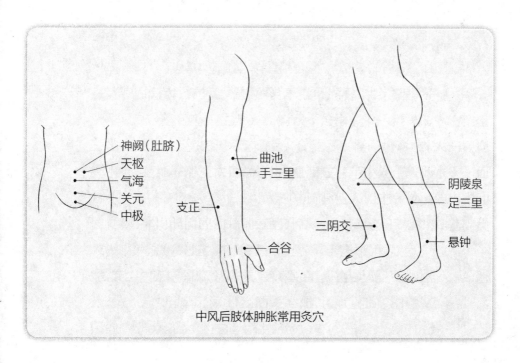

中风后肢体肿胀常用灸穴

高免疫功能，从而促进机体生理功能的恢复。在腹部气海、关元、神阙、中极、天枢等穴位施灸，能调和气血、健脾利湿；在偏瘫上肢曲池、手三里、合谷、支正，下肢足三里、阴陵泉、悬钟、三阴交等穴位施灸，能疏通经络、活血祛瘀、利水健脾。温阳灸也可配合活血消肿等中药治疗，通过温热、药物、艾灸的共同刺激，达到温经通络、祛湿散寒、行气活血、利水消肿的效果。此外，抬高并适当活动患肢，对缓解肢体肿胀亦有一定作用。临床需要注意，患者肿胀侧肢体血液循环差，艾灸容易发疱，引发破溃感染，实施过程中需小心。

㊹ 拔罐治疗中风有哪些形式

真相：一般认为，拔罐可以去体内湿气，是常见的保健手段。当拔罐应用于中风，不但保健，亦可治疗，更以多种形式呈现。

- **留罐**：即将罐子吸附于皮肤特定部位10分钟左右，然后将罐起下，一般疾病均可应用。
- **走罐**：是将罐子吸附于面积较大、肌肉丰厚的部位，向上、下、左、右往返推动，使皮肤适度潮红。
- **闪罐**：是拔罐后，又立即起罐，反复多次，直至皮肤潮红，一般用于不能留印的脸部。
- **留针拔罐**：是将针刺和拔罐相结合的一种方法。
- **刺络拔罐**：针刺后再行拔罐，使之出血，以加强通经活血作用。
- **药罐**：先在抽气罐内盛贮一定量的药液，一般为罐子一半左右，常用生姜液、辣椒液、风湿酒等，抽去空气，使罐吸附于皮肤，以加强药物的渗透作用。

㊺ 罐印越深就是血瘀证越严重吗

真相：罐印的颜色和深浅是很多患者关注的问题，其实，影响罐印形成的因素有很多，其中吸附力是主要因素，吸附力越大，罐印越深；吸附力越小，罐印越浅。一般临床采用火罐法，而负压大小主要与罐具大小和深度、罐内燃火的温度、燃火方式、扣罐的时机与速度等因素有关。如罐具深而大，在火力旺时扣罐，罐内热度高，扣罐动作快，下扣时空气进入罐内少，则罐的吸拔力大。此外，罐印和留罐时间也有着密切关系，一般认为5～15分钟为宜，而留罐时间越长则罐印越重。然而，不仅是时间，不同部位罐印也不相同。

总之，影响罐印颜色的因素有很多，并非留罐时间越长越好，也并非罐印颜色越深越好。

㊻ 拔罐可以改善哪些中风症状

真相：中风起病常因经络空虚，外邪入中，致邪聚肌肉关节等处，可见肢体拘挛疼痛症状。拔罐具有逐寒祛湿、疏通经络、祛除瘀滞、行气活血、消肿止痛、拔毒泻热等功效，可调整人体阴阳平衡、增强体质，扶正祛邪。

临床上，中风症见肩、膝、踝关节疼痛，腓肠肌痉挛者，可局部留罐，以活血通络止痛；面部、手足麻木者，可以闪罐促进活血，改善麻木；久卧久坐，腰背酸痛者，可以拔罐缓解局部疼痛；肢体活动不利者，可配合刺络拔罐委中穴，对肢体功能的恢复有一定帮助；局部皮肤感觉障碍者，可通过相应部位拔罐，有效缓解症状；呃逆者，可在胃脘腹部拔罐以祛寒通气；便秘者，可在小腹部留罐，促进胃肠动力。

延伸阅读

罐印颜色和深浅尚未形成统一标准，医生也不会以此作为辨证依据。以下仅供参考。

- 罐印色鲜红：多见于阳证、实证、热证。
- 罐印色暗红：阴证、血瘀、寒证。
- 罐印潮红或淡紫色，并出现水疱：提示湿盛或寒湿；若水气色黄为湿热；水疱呈红色或黑色，为湿盛血瘀。
- 罐印色深紫：示瘀血。
- 罐印无皮色变化，触之不温：多为虚寒证。
- 罐印微痒或出现皮纹：多系风邪为患。
- 罐印或血疱色淡：多属虚证。
- 罐印无变化：示病情尚轻，或接近痊愈。

㊼ 拔罐对中风后肢体疼痛有作用吗

真相：中风后患者不但遗留患侧肢体活动不利，更常出现肢体疼痛现象，有时疼痛剧烈，甚则无法触碰，影响睡眠。中医认为，中风后经络空虚，外邪乘虚而入，寒邪凝滞，可致关节疼痛；而护理不当，在帮助患者翻身、解便、喂食时硬拉手臂，没有顾护关节也可导致疼痛，严重时会发生关节半脱位。

因此，在保暖同时，了解良肢位（患侧肢体正确摆放姿势：平卧时掌心向下，坐起站立时患肢直角于胸前），适当运动，定期于针灸拔罐治疗，可促进活血，通络止痛，缓解疼痛关节和周围紧张的肌肉韧带。研究者针刺肩髃、肩髎、臂臑、曲池、手三里、合谷、上八邪等穴后，再取阿是穴、肩髃、肩髎、曲池等穴，用三棱针点刺出血，然后予以拔罐，可缓解肩部疼痛，肩关节前屈、后伸、内收、外展、旋前、旋后的自主活动均有改善。

延伸阅读

　　中风拔罐治疗时如果罐子老是掉（落罐），不用太纠结，可类比成闪罐的效果。闪罐的吸拔次数频繁，可促进拔罐位置的皮下组织发生被动运动，达到松弛肌肉痉挛的作用。且闪罐频繁吸拔可带来挤压、摩擦，负压吸拔对肌肉的浅层及皮肤产生良性刺激，可较好促进局部血液循环。

　　另一方面，需要考虑频繁落罐的原因，是罐具的大小和深度于拔罐部位不合适、燃火的温度不够、扣罐的速度太慢还是扣罐手法问题。及时调整各种影响因素，可保证拔罐的治疗效果。

48 中风舌红身热的患者适合拔罐吗

　　真相：舌红是热证的一种体征，身热排除体温升高后，是燥热表现。中风患者出现舌红身热，既可能是肝肾阴虚证，也可能是肝阳上亢证。肝肾阴虚者可伴有头晕头痛，耳鸣目眩，腰膝酸软等症；肝阳上亢者可伴头晕头痛，面红目赤，烦躁易怒，口苦咽干等症。

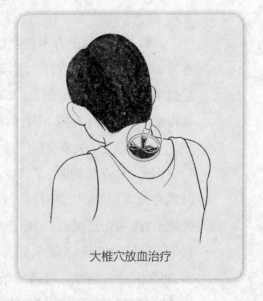

大椎穴放血治疗

　　拔罐具有逐寒祛湿、疏通经络、祛除淤滞、行气活血、消肿止痛、拔毒泻热等多种功效，因此，无论哪种证型都可拔罐治疗。如果为达清热泻火的目的，可配合大椎穴放血治疗。

㊾ 按摩在中风治疗中起哪些作用

真相：按摩是中风治疗的常用方法，具有疏通经络、温经散寒、活血补血、舒筋通络等功效，按摩作用于人体往往产生一种复合刺激，包括酸、胀、麻、热、痛等，借助这些感觉刺激，通过神经体液调节，可改善神经及神经纤维的微环境，使局部组织营养代谢改善，从而获得疗效。在中风治疗中，按摩头部，可改善头部局部血液循环，消除水肿状态；按摩面部，可缓解流涎、面部麻木等症状；按摩下颌及咽部，有助于言语及吞咽功能的恢复，防止舌根后坠；而患侧肢体的肌肉放松和按摩，不仅可以刺激局部神经与大脑建立联系，还可促进血液回流，防止肢体肿胀、肌肉痉挛或萎缩。此外，活动及按摩各关节，防止关节僵化，也可带动肌腱肌肉的锻炼；帮助患者做一些小动作，比如抬臀、摩腹等可促进肠蠕动，有助排便。按摩相对于针灸更有动态感，且操作简便，不但可运用于家庭护理，亦可和针灸、拔罐等配合治疗，提高康复疗效。

㊿ 家属可以配合按摩吗

真相：很多中风患者辗转多家医院治疗后仍将带着残疾回家，

在医院里，有专业的康复医师，而社区家庭康复中，家庭是主战场，家属就是主力军。家属的陪伴和关心，也成为患者病情恢复的重要因素。我们建议在医院康复时，家属陪同在侧，学习主要动作要领，记录康复注意事项，吸纳医师专业的康复方案及建议，便于患者出院后实现长期康复作业。

按摩是中风康复的重要手段，方便易行，便于家属学习操作，在家中就可自行按摩治疗。中风后肢体偏瘫的恢复过程需要经历弛缓期、痉挛期、功能期等阶段，不同时期按摩的方法也不同。弛缓期患侧肌肉均呈弛缓状态，完全无收缩能力，不能进行随意运动，被动活动无阻力，此时按摩以患侧肢体的被动活动为主，手法轻柔平稳，由轻到重，以不引起肌肉痉挛为宜，时间宜长。痉挛期一般在发病两周后，患者病情趋于稳定，患肢逐渐僵硬，痉挛出现，此期可运用按、揉、滚等方法，力度适当加大，以不引起肌肉痉挛收缩为宜。到了功能期，又称恢复期，多见于偏瘫后期，这一阶段患者肢体已经能够部分自主活动，一般采用自我按摩法和保健按摩，两腿分开与肩同宽，身体保持正直，靠近墙壁站立，进行揉、滚、掌推等方法操作，由远端到近端，使肌肉放松，促进血液循环。

(51) 敷贴治疗温度高点更好吗

真相：药物敷贴是将中药粉与醋、酒、姜汁、蒜汁等不同液体调成糊状制剂，敷贴于特定穴位或患部，达到治疗疾病的目的。药敷加温具有活血化瘀、缓解疲劳的作用；热敷本身亦可缓解肌肉紧张，消肿止痛，促进炎症及瘀血吸收；而药物热敷可加快药物通过体表局部吸收，直达病所，使治疗更直接、更有效。

热敷的温度一般控制在50°左右，在热敷过程中应随时检查皮肤状态。中风偏瘫、糖尿病患者末梢血液循环差，较高温度的热敷更容易引起烫伤；皮肤感觉障碍患者，不应盲目热敷，如有必要，应控制好温度；皮肤溃疡或有皮肤疾病患者，应避免在皮损处热敷，以免引起感染。

52 皮肤过敏能做敷贴吗

真相：对药物及敷料过敏者慎用药物敷贴治疗。过敏原因包括：中药材本身所带有的易过敏成分；患者本身体质特征，如血虚血亏体质更易发生过敏。当使用复方制剂时，容易发生迟发性过敏现象，即第一次药敷无不适，第二、第三次药敷后会出现红疹、瘙痒等过敏现象，且越来越严重。因此，每次治疗前后都需要仔细检查患者皮肤状态。

敷贴中药，需经皮试后才可大范围、长时间的使用。此外，中药外用后如出现皮肤、黏膜、呼吸道等较严重的过敏反应，需立即停药并就医，避免可能发生的休克甚至死亡。

延伸阅读

药敷虽为外用但也需要辨证施治。中风发病过程中多种因素相互影响，风、火、痰、瘀是其主要病因，治疗以醒脑开窍、化痰息风、活血通经、扶正固本为要旨。中风敷贴方常用药包括川芎、丹皮、桃仁、穿山甲、红花等活血化瘀药；水蛭、全蝎、地龙等息风止痉、通络止痛的虫类药；远志、酸枣仁、朱砂等宁心安神类药；威灵仙、天竺黄、桔梗等利湿化痰类药；麝香、冰片、石菖蒲等开窍醒神类药。

53 中风后关节疼痛都有哪些外治法

真相：关节疼痛是中风后讲不清道不明的病痛，却严重影响患者瘫痪肢体的功能恢复和康复治疗。药敷等外治法可通过改善局部血液循环起到疏通经络，消肿止痛的作用。

• **中药熏蒸**：使用中药煎液，通过蒸汽的热量使毛孔打开，借助药力和热力，透过皮肤改善血液循环，清除关节炎症介质，改善关节功能，从而达到治疗目的。

• **药浴**：是集水浴疗法和药物疗法于一体的中医疗法，即利用中药煎液进行洗浴，同样借助药力和热力打开皮肤毛孔，使药效透过皮肤，到达患处，可促进血液循环和新陈代谢，降低末梢神经兴奋度并松弛肌肉。

• **敷贴疗法**：本法对各种关节疼痛皆有良好疗效，其优点是直接作用于患处，使药物通过皮肤导入皮下进行疾病治疗。

• **中药定向透药**：这是现代医疗技术与中药结合的一种新型治疗方法，即利用中频电流产生的电场，对药物离子产生定向推动力，使中药的有效成分更快透过皮肤进入人体，直接作用于患处，从而达到治疗目的。

54 中风后便秘怎么办

真相：中风后肢体瘫痪、卧床少动、神经源性的肠道症状、排便中枢损害和排便反射减弱、脱水剂药物使用等，都是引起便秘的常见原因。患者用力排便可导致血压升高、颅内出血等，增加了中风复发率和病死率。因此，便秘不是中风患者说不得的隐疾，更需要积极面对。

- **一般调护**：饮食控制，多饮水，多摄入膳食纤维，进食有润肠作用及富含B族维生素的食物，如新鲜蔬菜、水果等高纤维素食物。

- **中医疗法**：服用润肠通便的中药；针刺通便的穴位如天枢、水道、大横等；推拿腹部增加肠蠕动；肠道训练：患者自行腹部按摩、盆底肌肉运动增加肠道蠕动。

- **适当运动**：促使机体恢复正常的排便机制，提高排便辅助肌的收缩力，促进排便动作的产生。

- **心理疏导**：中风患者因焦虑、抑郁心理导致神经功能紊乱而引起便秘，心理治疗可以缓解患者不良情绪。

- **药物治疗**：乳果糖、益生菌等口服，开塞露、甘油灌肠剂等灌肠。

- **干预疗法如认知行为干预**：在常规护理及行为干预的基础

上，针对患者病情进行认知功能、生活习惯及行为的个性化指导，改善排便习惯。

55 适度吵架竟能锻炼语言功能

真相：言语训练方式很多，主要通过康复师的手势、言语指导患者正确阅读图片卡中的内容，以此来帮助患者从听、说、读、写、复述等方面改善语言功能，是康复训练的重要组成部分。言语训练不如运动、感觉训练具体直观，因而更容易被家庭护理所忽略。言语训练操作起来也不方便，所采用的看图片、手势方式指导言语学习，长时间训练，患者会出现不耐烦、精力不集中的现象。其实，家庭护理不但可以交谈、讲述、复述、读书的方式进行言语训练，甚至，适度的吵架也是一种交谈和对话，可以锻炼语言功能。在吵架同时会增强患者的听、说、复述、理解方面的训练，也可强化口、颜面肌肉发音模仿训练，对运动、感觉、混合失语均有帮助。

"吵架需谨慎，不要太激烈，以免患者情绪激动增加再中风险！"

56 做家务也能促进康复吗

真相：患者出院回家后，推荐其做些简单精细运动，可训练患肢的控制能力。做家务就是很好的锻炼，如剥豆子、穿衣服、穿线、洗衣服等，可改善患侧手指的控制能力和肢体活动度。

具体操作：家属首先进行每个动作的分解、演示，引导患者主动参与相应的精细运动，这样做有视觉、听觉、触觉的直观感受。然后指示患者做相应的精细运动，如果患者不能完成，可适当降低难度。

推荐的精细运动有穿珠子、捡豆、夹球、捏橡皮泥、拧螺丝、木钉插板、套圈、搭积木、摆图形等，日常生活能力训练如洗脸、刷牙、喝水、穿衣服、进食、写字、绘画等。这些看似简单的动作，其实可使患者的患侧手功能更接近健侧手，更保证两手作业的协调性，不但提高日常生活能力，更使患者能够早日回归家庭。

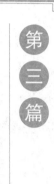

第三篇

探寻真相

——防中风更要靠自己

▽ 你是不是「中风体质」？自己测一测。

▽ 预防中风不一定要跑医院。

▽ 据说早上容易中风，是真的吗？

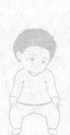 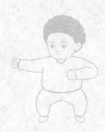 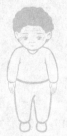

中医体质

❶ 个人体质和中风有关系吗

真相：每个人都有属于自己的体质，它是一种个体的生命"符号"，是在先天遗传和后天获得的基础上，表现出形态、生理和心理等方面，综合而稳定的特质。先天遗传方面，比如父母都偏于阳虚体质，那孩子阳虚体质的机会就比较大；若父母一方身体偏于气虚，另一方身体偏于阴虚，那孩子体质可能偏向气虚，也可能偏向阴虚。后天获得方面，居住环境、饮食习惯、生活方式等都可以对体质产生影响，比如长期居住在潮湿阴冷的环境，容易形成寒湿体质；长期失眠或熬夜，容易形成阴虚体质；长期抽烟饮酒，容易形成湿热体质。

延伸阅读

王琦教授提出的中医9种基本体质类型，为公认的体质分类标准，除平和质外，其他包括气虚质、阳虚质、阴虚质、痰湿质、湿热质、气郁质、血瘀质、特禀质在内的8种体质均属"偏颇"体质。

人体内环境是一个阴阳、气血平衡状态的整体，体质偏颇意味着这种动态平衡被打破，但尚未发展成疾病，处于"病"与"未病"的中间状态，具有发生特定疾病的可能性。体质状态往往能决定我们对致病因素的易感性，个人体质和中风的发生有关，也确实存在着一类人群，他们的体质更易于罹患中风。

❷ 不找医生，自己能判别体质吗

真相：认识自身体质并不一定要往医院跑。当然，如果能让中医科的医生把把脉、看看苔、问问诊，四诊合参地进行把关，就更能提高体质辨识的准确度了。这里，介绍9大体质基本特点。

* **平和质**：由先天禀赋良好，后天调养得当所形成。表现为不易疲劳，精力充沛，性格开朗，睡眠良好，胃纳佳，二便正常，平日患病较少，对外界适应能力较强。

* **气虚质**：多由先天体弱，后天失于调养或病后气亏所致。表现为时常感到疲倦，精神不振，容易出汗，平素体弱，对外界适应能力较差，容易受到寒、热、风、暑等环境因素影响，较易感冒，或病后迁延不愈。

* **阳虚质**：由阳气偏衰，脏腑功能减弱，或久病阳亏、年老阳衰所致。表现为平时怕冷，手脚冰凉，喜热饮食，容易腹泻，大便溏薄，对寒冷的环境耐受性较差，耐夏不耐冬。

* **阴虚质**：由久病失血，纵欲耗精，或晚睡等不良生活作息所致。表现为时常自觉手脚心发热，易口干舌燥，喜欢冷饮，睡眠较差，性情急躁，大便干燥，对湿热或炎热的环境耐受性较差，耐冬不耐夏。

* **痰湿质**：多由不良饮食习惯所导致。表现为体形肥胖，腰部赘肉较多，面部皮肤经常出油，容易困倦，身体沉重，喜甜食、油腻之品，大便正常或不实，对梅雨季节及潮湿环境适应能力差。

• **湿热质**：因久居湿地，喜食肥甘或长期饮酒导致。表现为面部皮肤油光发亮，常有口气，易生痤疮粉刺，身重困乏，易疲劳，大便燥结，或黏滞，小便短赤，性格急躁易怒。对潮湿或气温较高环境难以适应。

• **瘀血质**：常因先天禀赋，或后天损伤，或气郁血滞，久病入络所致。表现为平素肤色暗沉，面色晦暗，容易出现斑点、褐斑，刷牙时牙龈比较容易出血，口唇色暗或紫，舌质暗有点、片状斑点，或眼眶暗黑，发易脱落，女性尤见痛经、闭经或经血色深，有血块。对寒冷环境耐受性较差。

• **气郁质**：因精神刺激，受到惊吓，长期忧郁思虑等所导致。表现为性格内向，多愁善感，敏感多疑，较易受到外环境因素影响，善叹息，或嗳气，女性常出现月经前乳房胀痛，睡眠较差，食欲减退。不喜阴雨天气。

• **特禀质**：因先天因素、遗传因素、药物因素或环境因素所导致。遗传性疾病一般有垂直遗传、先天性、家族性特征。过敏体质者比较容易过敏，对药物、花粉、气味、花生、鸡蛋等特别容易过敏，容易罹患过敏性鼻炎、哮喘，对季节的适应能力差。

❸ 脸红怕热是"中风体质"吗

真相：每种体质都有它的常见表现，比如气虚体质的人常表现出说话声音低弱，乏力懒言，容易疲劳，精神不振等；阳虚体质的人常表现出平时怕冷，手足不温，喜欢热饮，睡眠偏多等。"脸红怕热"作为一种表现，如常发生在下午，并伴有手足心热，口干咽燥，喜欢冷饮，可出现在阴虚体质人群中；如伴面垢油光，身体困倦，大便干结或黏滞，则常出现在湿热体质人群中，它并不代表"中风体质"。

中风患者常见的体质包括气虚质、阴虚质、痰湿质和瘀血质，尤其以痰湿质和瘀血质最为常见。换句话说，痰湿体质、瘀血体质或兼有这两种体质类型的人更应警惕中风发生。

❹ "中风体质"就一定会得中风吗

真相：中医里并没有"中风体质"这一说法，因何发病，发为何病，固然与我们的体质密切相关，但不意味着偏颇体质导致相关疾病的必然性。只有对个人体质进行及早辨识，积极干预偏颇体质，调整体内阴阳气血失衡状态，方可将疾病扼杀在"萌芽"中。中风患者虽以痰湿质和瘀血质所占比例较其他类型多，不说明痰湿或瘀血特质的人一定会得中风。体质辨识为疾病发生敲响警钟，判定为这两类体质，或有相似表现的人群，更应提高警惕，从改善生活方式、调整饮食结构或药物调理着手。

❺ 我的体质怎么就偏颇了呢

真相：假若体质偏颇了，不要奇怪，不要惊讶，冰冻三尺非一日之寒，它是有因可循的。偏颇体质是中风发生的病理基础，体质的形成与先天遗传和后天获得有关，其中，后天获得包括饮食习惯、居住环境、生活方式等因素，这些因素可长期影响我们的体质状态，因此，良好生活习惯和科学饮食结构往往是健康体质的前提。

然而，"左手保温杯，右手高脚杯，啤酒加枸杞，可乐配党参，敷最贵的面膜，熬最长的夜"，不良生活方式悄然改变着我们的体质。研究表明，"三高"（高能量、高蛋白、高脂肪）饮食是导致湿热体质的重要原因；川菜、烧烤、火锅等辛辣肥腻之品可导致热性体质；长期大量饮酒者可呈现面部油脂增多、饮食减少、口干口苦或口臭、舌苔黄腻等湿热体质；烟作为辛热之物，极易损伤肺阴，影响肺气宣发和肃降，致痰浊内生；而不爱户外运动的人群在气郁质中占比较高；经常熬夜的人群在阴虚质中占比较高。

偏颇体质有因可循,一旦形成势必为疾病的发生埋下不定时炸弹,要有意识地通过良好的生活习惯改善体质。

⑥ 经常运动能改善体质吗

真相:运动是现下的时髦话题,健身房、广场舞、健康跑道、夜跑、晨跑,出现在我们和身边人的生活中。首先需要肯定的是,运动能够改善体质,增强机体功能,但是,这个运动必须建立在针对个人体质、适量适度的基础之上,过度且不恰当的运动也可能危害健康。研究表明,适量运动可提高心肌工作能力,增强呼吸肌力量,促进神经系统生长发育,提高关节柔韧性和灵活性,提高免疫力,调节情绪,加强胃肠道蠕动等。而以导引、五禽戏、八段锦、易筋经、太极拳为代表的传统保健体育与中医文化一脉相承,可扶正祛邪、强身健体、改善技能、平衡阴阳、疏通经络、调和气血、轻松安宁、维持健康。因此,无论现代体育健身,还是传统保健运动,在适度、适量、适合的前提下,都能够改善和调养偏颇体质。

⑦ 长期心情郁闷,和中风有关系吗

真相:中医认为,情志活动不但影响人体机体气血运行,也影响五脏六腑的功能活动。如《内经》中就指出:"怒伤肝,喜伤心,思伤脾,忧伤肺,恐伤肾。""怒则气上,喜则气缓,悲则气消,恐则气下,惊则气乱,思则气结。"长期心情郁闷,情绪低落或焦虑不安,必然影响体质,导致体质变差。现代研究表明,抑郁、焦虑、恐惧、多思等心理亚健康人群以气虚质、阳虚质和气郁质为主。忧郁多思,思考过度则伤脾,脾虚气血生化不足则表现出气虚质;气虚过度则易伤阳,进而出现神疲乏力、畏寒恶风的阳虚质表现;而长期郁闷则易导致气行不畅,气机郁滞,形成忧郁敏感、脆弱多疑等气郁质表现。这些都成

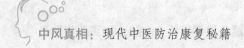

为包括中风在内各类慢性疾病的潜在危险因素。

❽ 性格内向、少动懒言，这种体质和中风有相关性吗

真相：平和质人群个性外向、稳定；气虚质、湿热质、瘀血质、气郁质人群，各型内向、不稳定；阳虚质、痰湿质人群，个性内向、稳定；阴虚质人群，个性外向、不稳定；而特禀质人群心理特征因人而异。还有研究表明，气虚质和平和质相比，性格更偏于内向。可能的原因包括，气是人体活动的能量来源，气虚能量不足，身体上表现为懒言少动喜静，心理上则表现为对外界事物缺乏兴趣，不喜热闹，懒于说话；而长期情绪低沉，忧虑多思，易耗伤脏腑气血，形成气虚体质。李东垣曾明确指出情志对元气的损伤："喜、怒、忧、恐损心脾肾气。"这些都说明了体质和性格的相关性。

而中医认为"内虚邪中"是中风发生的前提，气虚则是重要的病理环节，因此，气虚体质人群应该重视对情绪心理的调整，偏颇体质的纠正对于中风防治亦具有重要意义。

❾ 改善饮食能调体质、防中风吗

真相：体质的偏颇容易增加罹患疾病的风险，正如之前谈到，中风患者中以瘀血质和痰湿质占比更大。然而，偏颇体质不可怕，因为体质是可变的，体质的转变和改善可降低人体对疾病的易感性，预防或延缓发病。影响体质变化的因素包括饮食、生活、药物等。首先，"吃"是我们生活中离不开的话题，体质改善当从饮食调理入手，针对不同体质，合理地吃、有针对性地吃、适当多吃、恰当少吃，可以纠正偏颇体质，平衡和优化体内环境，改善我们的健康状态，从而远离中风。

• **平和质**：建议食物多样化，兼顾各种营养元素，包括谷类、蔬果、禽类、肉类等。过酸、过辣、过辛、过咸、过甜等任何口味偏嗜都可

能造成体质偏颇。

● **气虚质：**不建议大量饮水，忌冷饮及生硬食物，饮食宜清淡，适当多吃小米、糯米、粳米、黄豆、扁豆、大枣、蜂蜜、鸡肉、牛肉、花生等补气之品。

● **阳虚质：**少吃生冷、冰冻食品，少吃如西瓜、柿子、香蕉、猕猴桃等寒性水果，少喝绿茶，可以以红茶替代绿茶。适当多吃羊肉、韭菜、鸡肉、牛肉、鹅肉、大蒜、荔枝、桂圆等热性食物，可少量饮用黄酒。

● **阴虚质：**忌辛辣食物，少吃火锅、羊肉、鸡肉、韭菜、辣椒、花椒、荔枝、桂圆、榴莲、葱姜等辛香、热性食物。适当多吃银耳、黑木耳、冬瓜、绿豆、鸭肉、瘦猪肉、芝麻、百合、山药、莲藕等滋阴之品。烹饪方式以焖、蒸、炖、煮为最佳，避免油炸、烧烤。

● **痰湿质：**饮食应清淡，忌油腻饮食，减少甜食，宜辛辣、杂粮等食物，多吃冬瓜、赤小豆、扁豆、萝卜、薏苡仁、陈皮、山楂、鱼类等食物。

● **湿热质：**饮食宜清淡，忌食辛辣刺激之品，少吃火锅、油炸、烧烤、辛辣食物和牛、羊、鸡等肉类。适当多吃白菜、冬瓜、苦瓜、茯苓、绿豆、莲子、鹅肉、鸭肉、鱼类等清利化湿之品。

● **瘀血质：**忌寒冷饮食，少吃肥肉滋腻之品，适当多吃山楂、玫瑰花、金橘、桃仁、黑豆、黑米、醋等行气活血、疏肝解郁之品，可少量饮酒。

● **气郁质：**忌辛辣、咖啡、浓茶之品，适当多吃海带、刀豆、佛手、陈皮、金橘、葡萄干、韭菜、黄花菜等养肝、疏肝、行气之品。

● **特禀质：**少吃花生、瓜子等坚果零食，少吃浓茶、咖啡、辣椒、香菇、羊肉、蚕豆、蟹、虾等发物或含有致敏物质的食物。适当多吃红枣、糯米、山药、泥鳅、小米、黑米等益气补虚之品。

⑩ 改善生活方式能调体质、防中风吗

真相：《黄帝内经》中提到："上古之人，法于阴阳，和于术数，饮

食有节，起居有常，不妄作劳，故能形与神俱，而尽终其天年，度百岁乃去。"讲的是，人要遵循天地阴阳和自然变化规律，在日常生活中做到饮食有节制，作息有规律，注意精神调摄和劳逸结合，自然能长命百岁。因此，改善生活方式能够纠正偏颇体质，防止脑中风发生发展。

• **平和质：**积极参加各类体育运动、户外活动，包括散步、慢跑、瑜伽、太极、球类运动、舞蹈活动。

• **气虚质：**避免过度劳累，过度紧张和思虑，睡觉时间不宜太长，避免过度运动和过度出汗，可以选择如散步、慢跑、瑜伽等低强度运动。宜按摩足三里、气海、膻中等穴位。

• **阳虚质：**适宜参加户外活动，多晒太阳，适当增加运动量，避免高强度运动，夏天防空调，避免出汗过多，冬天防寒冷，做好保暖工作。宜按摩气海、足三里、涌泉等穴位。

• **阴虚质：**生活习惯要规律，避免熬夜，保证充足睡眠，晚上十一点前必须睡觉，戒烟限酒，适当运动，避免剧烈运动，微微出汗即可。宜按摩太溪、三阴交、照海等穴位。

• **痰湿质：**避免潮湿的生活环境，避免熬夜，长期保持运动习惯，可适当增加运动量，夏天少用空调。宜按摩足三里、阴陵泉、丰隆等穴位。

• **湿热质：**避免潮湿闷热的生活环境，避免熬夜，戒烟限酒，注意个人起居卫生，尽量穿全棉或宽松的衣裤，改变急躁的性格，偶尔可以进行高强度运动，加大出汗量。宜按摩中脘、足三里、阴陵泉等穴位。

• **瘀血质：**保持乐观豁达心情，及时调整抑郁、焦虑情绪，冬天注意保暖，避免寒冷刺激，保持运动，适当加大运动量，运动有助于行气活血，改善身体血液循环。宜按摩三阴交、太冲、曲池等穴位。

• **气郁质：**树立积极乐观心态，保持心情舒畅，避免独处，适当扩大交友圈，不宜长时间工作，可以增加户外活动，定期旅游，多听音乐,多晒太阳,衣着颜色、室内装饰可选择暖色或淡色。宜按摩膻中、中脘、神阙、气海、涌泉等穴位。

- **特禀质:** 适当减少户外活动,特别是春夏、秋冬季节交替的时候,外出要戴口罩,注意防寒保暖,适当多参加一些室内运动,包括游泳、球类运动等。对于过敏性鼻炎人群来说,宜按摩迎香、印堂、地仓等穴位。

⑪ 调体质、防中风也需要服中药吗

真相:体质偏颇是一个机体阴阳气血偏离平衡,脏腑机能逐渐失调甚至衰退的过程,饮食结构及生活方式的调整都能够改善体质,但对于偏颇程度较严重的体质状态,需要中药辨治方可有效调理,否则,不管是中风,还是其他相关疾病,仍然处于发生的边缘。

- **气虚质:** 代表中成药为补中益气丸、玉屏风散、四君子汤等;常用中药为人参、党参、黄芪、山药、扁豆等补气健脾之品,但注意服用人参不宜吃绿茶和生萝卜。
- **阳虚质:** 代表中成药为金匮肾气丸、右归丸等;常用中药有附子、肉桂、干姜等温里药,鹿茸、补骨脂、益智仁、杜仲、菟丝子等补阳药,以及人参、黄芪等补气药。
- **阴虚质:** 代表中成药为大补阴丸、六味地黄丸等;常用中药为麦冬、玉竹、百合、沙参、石斛、枸杞、女贞子等滋阴补肾之品。
- **痰湿质:** 代表中成药为参苓白术散、香砂六君丸等;常用中药为半夏、茯苓、枳实、扁豆、陈皮、橘络、冬瓜子、莱菔子、杏仁等化痰祛湿之品,痰湿体质肥胖者可加入升清醒脾的苍术、荷叶等。
- **湿热质:** 代表中成药为龙胆泻肝丸、泻黄散等;常用中药为淡竹叶、山楂、佩兰、藿香、黄芩、黄柏、苦参等清热燥湿之品,但此类药物苦寒伤胃,对于肠胃功能不好,或有阴虚症状的人群要慎用。
- **瘀血质:** 代表中成药为血府逐瘀汤、大黄䗪虫丸、桃红四物汤

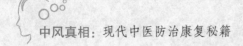

等；常用中药为当归、三七、川芎、丹参、红花、益母草、三棱、莪术等行气活血化瘀之品。

- **气郁质：**代表中成药为柴胡疏肝散、逍遥散、越鞠丸等；常用中药为柴胡、枳壳、香附、佛手、青皮、陈皮、郁金、玫瑰花、绿萼梅等疏肝理气之品。

- **特禀质：**调治过敏体质的代表中成药有消风散、玉屏风散等；常用中药为太子参、黄芪、党参、人参、防风、山药、大枣、甘草等益气固表之品。

当然，对体质进行中药辨治调理仍需求医问诊，切不可自行"治疗"，如上列出的部分药物仅为您提供一些有效参考。

⑫ 亚健康、体质差就是"未病"吗

真相：现代人常把"亚健康"和"体质差"挂嘴上，究竟什么是压垮健康的最后一根草？那就先来说说亚健康和体质的关系。亚健康虽然不是疾病状态，却是由健康到不健康动态过程中的一个阶段，在这个阶段中机体阴阳气血出现偏离，而偏离的程度和方向与我们的体质类型相关，因此，体质与亚健康表现关系密切，体质类型决定了亚健康的外在表现。比如，阴虚质人群，表现出面色潮红、有烘热感、双目干涩、口干舌燥等；痰湿质人群，表现出口中黏腻、多汗、身体沉重、容易感到疲乏等。

"治未病"是中医学中防治疾病的重要思想，最早见于《黄帝内经》："是故圣人不治已病治未病，不治已乱治未乱，此之谓也。""治未病"思想包括未病先防、既病防变、愈后防复等内容。其中，未病先防重在预防疾病发生，即在人体未发生疾病前，采取各种措施增强体质，提高抗病能力，避免致病因素侵害，防止疾病发生，这与亚健康的内涵是相一致的。如果高血压、糖尿病、高脂血症等中风危险因素是"未病"状态，那么中风即是"已病"状态；如果瘀血质、痰湿质等偏颇体质是"未病"状态，那么中风即是"已病"状态。

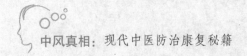

⑬ 中风前肢麻头晕就是"未病"吗

真相：中风发生前通常会有一些蛛丝马迹，一些星星之火，此为中风先兆症状，包括：① 一侧肢体突然出现无力或麻木，可伴或不伴面部麻木。② 一侧面部突然麻木，伴或不伴舌麻、唇麻，或口角向一侧歪斜。③ 突然出现说话吐字不清晰，语言表达困难。④ 突发双眼眼球活动不利，向一侧凝视。⑤ 突发单眼或双眼视力下降，视物模糊或失明。⑥ 突发眩晕或伴有恶心呕吐。⑦ 突发严重头痛，或伴有呕吐。⑧ 突发意识障碍、昏迷或四肢、身体抽搐。⑨ 不明原因突然跌倒或晕倒。

然而，星星之火，可以燎原，如果出现以上症状，无论程度轻重，时间长短，我们都应该保持高度警惕并积极配合治疗，这预示着中风的发生。因此，肢麻头晕就是中风的"未病"状态。

⑭ 高血压、糖尿病是"未病"还是"已病"

真相：高血压是缺血和出血性中风最重要的危险因素，而糖尿病是仅次于高血压的危险因素二号人物，两者不但是中风最主要的危险因素，也是中风三级预防的主要内容。中风三级预防包括一级预防，即通过高血压、糖尿病等危险因素的干预，降低中风发病率；二级预防，即中风发病后，对危险因素进行治疗并进行及早康复，防止病情加重；三级预防，即对中风造成的残疾积极开展功能康复训练，避免中风复发。

高血压和糖尿病贯穿着中风病前、病中以及病后的整个疾病过程，它们可致中风的发生和加重。因此，两者对于中风而言是"未病"状态，但对于其本身，即是疾病的"已病"状态。

⑮ 已经中风，就谈不上"治未病"了吧

真相：首先，我们需要了解"治未病"的思想内涵，就是指在疾病"未"发生之时、"未"加重之时、"未"演变之时、"未"复发之时、"未"后遗之时，预先采取措施，防止疾病的发生、发展、传变、复发、后遗。"已病"阶段，意味着机体已经出现损伤，必须进行修复。病情轻者，应防止加重；病情重者，应防止恶化；急性病，应防止拖延成慢性；慢性病，应防止并发症、后遗症；易复发者，应防止再次发作；不易复发者，应防止治疗不彻底；可逆转者，应防止拖延；不可逆者，应防止进展；病情单纯者，应防止复杂；病情复杂者，应防止演变。因此，并不等于"已病"阶段就无"未病"可治。

中风作为病程漫长，病情演变复杂且迁延难愈的一类疾病，一旦患病便意味着进入"已病"状态，然而如上所述，中风的"已病"阶段依然可以进行"未病"治疗，防止疾病的加重、演变、复发和后遗。

⑯ 为什么中风"治未病"非常重要

真相：中风发病的低龄化意味着其危害向中青年人群蔓延，因此，中风防治重点必须不断将战线前移，走在中风发病之先，加重之先，复发之先。

之前提到，"治未病"思想包括未病先防、既病防变、愈后防复三个方面。中风是一类由高血压、糖尿病、高脂血症、血管斑块、心脏病、吸烟饮酒等多种危险因素共同作用的脑血管疾病，因此，控制可干预危险因素，积极识别并治疗中风先兆症状，改善生活方式、纠正偏颇体质，即走在了中风发病之先，未病先防。

对缺血性中风进行早期治疗和干预是减少并发症，控制病死率和致残率的关键，此为"走在疾病加重之先，既病防变"。并且，中风复发率极高，中风存活者6个月内复发率为8.8%，5年内为25%，且预

后比首次中风更差。控制危险因素，积极进行抗血小板聚集和脑保护治疗可促使疾病康复，防止复发，此为"走在疾病复发之前"。因此，无论是已经中风的患者，还是尚未罹患中风的高危人群，或是健康人群，都应该重视"治未病"在健康守护中的积极作用。

⑰ 为什么说高危人群门诊随访也是"治未病"

真相：对于尚未罹患中风的高危人群，定期门诊随访可以遵医嘱进行药物治疗和调整，严格控制高血压、糖尿病和高脂血症，改善偏颇体质，预防中风发生，作为中风一级预防，此谓"治未病"之未病先防。

当然，已经罹患中风的患者更应该定期门诊随访，主要目的包括控制危险因素、持续药物治疗，防止疾病进一步发展或转变，作为中风二级预防，此谓"治未病"之既病防变。研究者对缺血性中风患者做药物依从性调查及其对预后的影响，发现药物依从性好是预防缺血性中风复发的独立保护因素。与出院时相比，专科门诊随访患者的抗栓药和他汀类药物使用率进一步提高，不规范用药降低，出院带药用药依从性提高。

因此，无论对于中风高危人群还是中风患者，定期门诊随访的重要性不言而喻，它是中医"治未病"思想的重要体现。

⑱ 中风康复是"治未病"吗

真相：中风一旦发生，即到了"已病"阶段，一般认为，中风发病后2周内为急性期，发病2周到6个月为恢复期，6个月以上为后遗症期。急性中风脑功能的恢复在中风发生后3个月最快，故而康复训练应尽早开始，只要生命体征稳定，神经系统症状不再进展48小时后即可开始。

康复的及早介入做到了治疗与预防相结合,治疗中风所导致的神经功能缺损症候群,预防因失治误治而遗留的后遗症,甚至短期内的再次中风。这与"未病先防,已病防变"的"治未病"思想是相一致的。

⑲ "治未病"一定要跑医院吗

真相:"治未病"虽然可以通过改善生活方式、优化饮食结构等进行调整,但这仅针对"未病先防";假如体质偏颇表现较明显,或处于"已病"阶段,我们依然需要定期跑医院,对"未病状态"或"已病状态"进行"治未病"。

随着医学模式转变,我们的健康理念逐渐从疾病治疗转变为疾病预防。顺应健康需求,很多社区卫生服务中心开设了治未病门诊,为社区居民提供体质辨识和个性化养生方案;建立高血压、糖尿病、慢性支气管炎等慢病管理个人档案;在体质辨识基础上制订个人食疗药膳配方;心理咨询和调适;健康体检和健康教育等服务。研究发现,脑中风、高血压、糖尿病等慢性疾病患者,通过社区卫生服务的"治未病"健康教育,治疗依从性明显提高,在治未病门诊接受治疗及健康服务后,增强体质,改善症状,并发症和死亡率下降。

⑳ 为什么运动可以防中风

真相：运动不分男女，不分老少，已经成为一种健康生活的方式。缺乏体育运动是心脑血管病发生的独立危险因素，更是增加死亡风险的独立因子。并且，美国心脏协会（AHA）历年的《心脏病与卒中统计》肯定与强调了规律运动在防治心脑血管疾病方面的作用，多项研究证实了有氧运动是中风的重要保护因素。

现代医学解释，有氧运动可通过改善糖脂嘌呤代谢异常、体重体脂异常、血管内皮功能，降低血压、同型半胱氨酸水平，平衡凝血纤溶系统，同时增强心肺功能、血管弹性，平衡交感、肾素-血管紧张素系统，强化骨骼肌、增强骨密度，改善机体平衡及耐力，从而降低中风发生危险。需要提醒的是，预防中风，并不仅仅在于科学运动，而是一个生活习惯、饮食结构、慢病管理、危险因素控制等多方面因素的综合结果。

㉑ 任何运动都能防中风吗

真相：运动要根据我们个人的身体条件和体质类型进行选择，长时间、高强度运动会超出心血管系统负荷极限，造成运动性损伤，也无法坚持；而过于温和的运动则起不到增进健康的目的。为预防中风，建议最好每天进行30分钟以上的有氧运动，每周总时间不少于150分钟，运动程度中度或以上，如慢走、慢跑、游泳、爬山、跳操等项目，并且需要根据个体情况来选择运动种类、强度、频率及持续时间，循序渐进，持之以恒，且不暂停原有慢性病药物治疗。

有研究者制订运动处方，用以干预高血压病，处方内容包括：目的、处方前诊断、运动方式、运动量、运动频率、运动时间、效果评价、注意事项等，结果提示，严格按照运动处方进行锻炼，干预高血压病效果显著。

㉒ 中老年人怎么运动才能防中风

真相：根据中老年人的生理特点，适合的运动包括太极拳、体操、慢跑、球类运动、广场舞等。运动必须建立在了解自身体质基础上，比如气虚质、阳虚质、阴虚质人群，应避免强烈运动，适度运动到微微出汗即可；痰湿质、湿热质、瘀血质人群，可适当增加运动量，加大出汗量。

延伸阅读

适度运动以运动时心率作为标准的话，可用以下公式计算：60岁以下的人，运动时心率=180－年龄（±10）；60岁以上的人，运动时心率=170－年龄（±10）。

值得注意的是，对有高血压、心脏病等多项脑血管疾病危险因素的人群，需要进行最大运动负荷检测，结合临床建议选择个体化运动处方，并在运动期间定期监测；如处于原有疾病药物控制不佳或出现不稳定状况时，则需暂停或减少运动程度；有急、慢性脏器进行性

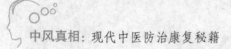

衰竭、冠心病、短暂性脑缺血发作等情况时，应避免或立即停止运动。

㉓ 中医如何看待运动养生防中风

真相：传统运动养生交融着中医文化，是现代人喜爱的运动方式，包括导引养生和体育运动。导引之术和体育运动的区别在于，体育运动仅是肌肉运动，某种程度是一个对人体进行能量消耗并加快新陈代谢的过程；而导引则通过调动人体内气以调整和修复机体，所谓"静以养神，动以养形"，把运动锻炼作为健体强身的重要方法。它以整体观念为指导思想，讲究天人相应、天地同气、五脏一体，强调练功时形、意、神、气协调统一，根据"治未病"理论创编了多种锻炼功法，具有培补元气、平衡阴阳、疏通经络、调理气血的功能。运动养生是立足于"内养外防"的保健方法，是未病先防"治未病"理论的具体体现，择宜而用，综合调摄，具有很好的预防中风等血管性疾病的效果。

㉔ 已经中风就不能运动了吧

真相：除了早期就有严重残疾的患者，大多数中风存活者均可能恢复到他们最大恢复潜能的70%。恢复期为中风患者功能恢复的有效时间，恢复期康复介入越早，越有利于患者功能和生命质量的恢复和提高。

传统运动养生是对各类中风都切实有效且可行的康复训练手段，通过调整自身姿势、呼吸锻炼、意念控制，使身心融为一体来增强人体各部分机能，诱导和启发人体内在潜力，防病治病。由于中风患者个体差异大，中医传统运动养生注重"三因制宜"和"顺应自然"，可因人、因时、因地选择不同运动功法，如太极拳、太极剑、八段锦、五禽戏等，运动时讲究平衡阴阳、动静结合，从而达到促进功能恢复、提高生命质量的目的。

> "中风患者运动时需要根据个人情况,选择合适的时机、形式和方式,制订运动计划,并加强自我监测,注意安全。"

㉕ 散步是预防中风最简单的"好药"吗

真相:健步走早在几千年前就被中医论述为"百炼之祖",被誉为人类最好的医药,许多研究证实,有规律的健步走,可增进人身体很多部位的健康。适度的健步走可促使大脑分泌内啡肽,这是一种叫"快乐激素"的物质,使大脑的脑电波处于对身体最有利的α波,身体的各种节律处于和谐状态,同时,走路会降低血压,增加肺活量,预防退化性关节炎,促进胃肠蠕动,防止便秘。

英国一项研究对60~80岁男性进行调查,发现在1 000名每天步行1~2小时的老年人中,10年间中风病例约为55例;每周步行不足3小时的老年人中,中风病例则为80例。即前者罹患中风危险比后者低1/3,每周步行22小时以上的老年男性,罹患中风危险可降低66%以上,而步行累计时间越长,罹患中风的危险越低。

预防中风是一项健康管理的综合措施,散步是最简单有效,也是我们最容易坚持的一副"好药"。

㉖ 太极拳防中风的效果好不好

真相:现今越来越多中青年人加入了练习太极拳的队伍。作为我国代表性传统功法之一,太极拳是一种可调节的中低强度的有氧运动,动作缓慢柔和,练功要求意体相随、意气相合、动静结合、气沉丹田,有改善神经功能、心肺功能、身体和心理素质、提高四肢肌力的作用。

脑血管功能是预测缺血性中风的重要指标，长期进行太极拳锻炼的人群，大脑前动脉、大脑中动脉及大脑后动脉的血流速度明显高于没有锻炼习惯的人群；同时有利于阻止中风高危人群颈动脉内中膜厚度增加、降低颈动脉血管阻力、减少颈动脉斑块形成；而太极云手的动作能够在一定程度上改善颈源性眩晕患者左右椎动脉的血管功能。有研究提示，练习太极拳能够有效改善血脂代谢异常，包括降低血清总胆固醇、甘油三酯、低密度脂蛋白水平，提高高密度脂蛋白水平。太极拳控制血脂的机制可能与改善脂质代谢有关，包括提高体内分解代谢关键酶的活性，提高机体脂肪动员、分解，以及对脂肪酸利用的速度。

延伸阅读

如何防止练拳中膝关节疼痛呢？有几个注意点值得练习者引起重视：①初学时下势不要过低；②行拳过程中，要求膝关节与脚尖同向，以胯带腿，以腿带膝，运动由根而梢；③行拳过程中，身体要适当后坐，使重心后移，集中到脚后跟上，如此，膝关节才不会受到体重的压迫；④同时，练习前要做好充分的热身运动，选择合适的练功鞋。

㉗ 为什么说八段锦很适合中青年练习

真相：八段锦是传统功法之一，属于中低等强度的有氧运动，具有调神、调气、调形的作用，特别适合办公室伏案工作的中青年人群练习。八段锦动作舒缓，练习时需要凝神静气、心神合一，能够舒缓消极情绪、改善精神状态，此谓调神；可调节人体气机升降，改善和提高呼吸功能，此谓调气；还可以改善人体形态，提高平衡能力等，

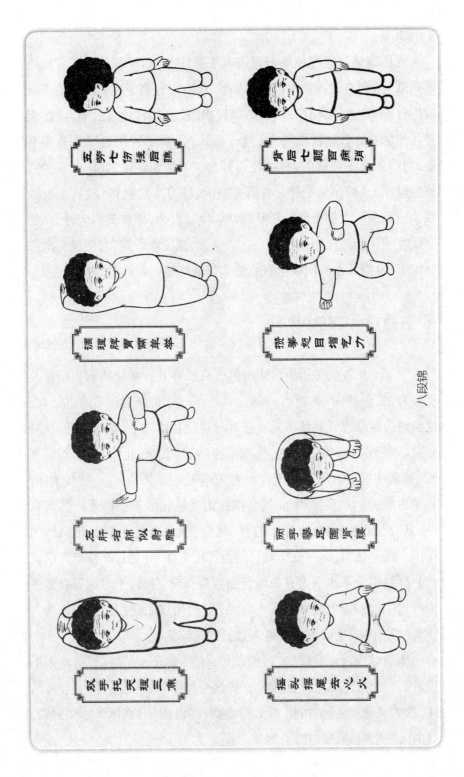

八段锦

此谓调形。

八段锦通过冥想使练习者进入平静状态，而平静的心境可使血压降低，从而有效控制高血压，因此，八段锦有利于高血压防治。八段锦有许多力量型动作，可以锻炼肌肉，使脂肪转化成肌肉，防止肥胖。比如"攒拳怒目增气力"这一招式，需要手臂用力以及马步平稳，可以锻炼手腿部的力量，使手臂与腿部脂肪转化为肌肉，减少脂肪的堆积，从而预防肥胖。有研究提示，练习八段锦12周后，能有效减少中风高危人群椎动脉和基底动脉血管阻力，增加其顺应性，还能降低收缩压和舒张压，减缓心室率。长期练习八段锦，对中风高危人群血脂、血糖及血清同型半胱氨酸亦可能产生一定改善作用。

28 五禽戏也能防中风吗

真相：五禽戏的运动形式以模仿自然界五种动物的形态动作及气势为主，包括虎戏、鹿戏、熊戏、猿戏、鸟戏，并结合各自意念活动，这与现代运动方式截然不同。在五禽戏整套功法中，虎戏主肝，疏肝利胆，理气消食，化脂净浊；熊戏主脾，益气活血，化痰逐瘀，祛湿利浊；鹿戏主肾，温阳通络，蒸化水液，升清降浊；猿戏主心、鸟戏主肺，心主血、肺主气，亦为保证气血津液正常运化的重要因素。五戏合一，共同起到疏肝健脾，温阳益肾，理气活血，祛瘀通络，化浊降脂的作用。研究表明，练习五禽戏可使血黏度下降，并通过降低糖尿病患者的高黏附分子水平而有效改善血液流变学；相较于慢跑等其他锻炼方式，五禽戏对总胆固醇、甘油三酯、低密度脂蛋白胆固醇等均有显著改善作用，能够很好地纠正血脂代谢异常。

练功时要求全身放松，呼吸均匀，专注意守，经常练习可使人手脚灵活、神清气爽，经络疏通，亦提高身体平衡功能，肢体关节灵活性，改善认知和心肺功能，降低高血糖、高血脂、高血压等危险因素，对中风发生起到预防作用。

㉙ 为什么睡多了反而增加中风风险

真相：工作压力巨大造成现代人普遍睡眠时间不足、睡眠质量差，大家在重视睡眠不足造成危害的同时，往往进入了另一个误区——睡眠越多越好，事实真的如此吗？

研究发现，睡得太多同样有害健康。睡眠时间的长短会影响人的神经、内分泌、血流动力学、血液流变学等，进而对中风发病产生不同影响。早年间，美国学者发现，在中老年人群体中，相比每晚睡7小时者，每晚睡眠在10小时的人，罹患中风而死亡的比例高出35倍。近期国内研究者也发现，夜间睡眠过久，即每晚睡9小时甚至更久也不好，与夜间睡7～8小时的人相比，会增加23%的中风风险。为什么睡多了，中风风险反而增加了？研究者们认为，一个人睡得太多，会增加高脂血症风险，腰围也会增加。此外，睡得多可能也代表了一种不积极的生活方式，这些都会直接或间接增加中风风险。

㉚ 睡得太晚、长期缺觉和中风有关吗

真相：我国中风发病人群中，45岁以下患者所占比例达7%，其中相当部分的发病与经常"颠倒黑白"熬夜有密切关系。中国睡眠

医学协会曾发布一份调查：90%的年轻人猝死、脑出血、心肌梗死都与熬夜有关；超过70%的年轻人有熬夜习惯，这种经常性缺觉，导致罹患心脑血管疾病的风险会比正常人增加1倍。实际上，长期缺觉带来的危害，和连续48小时不睡觉所造成的危害是一样大的；并且，长期睡眠不足需要恢复的时间比偶尔熬通宵还要多得多。晚上睡眠差，可能导致当晚及次日的血压升高。高血压又是中风最重要的危险因素之一。从养生角度来说，晚上11时到凌晨5时，是保证肝脏代谢的时间。熬夜时，心脑血管的生物钟也会被打乱，导致体内过多分泌肾上腺素和去甲肾上腺素，让血管收缩、血液流动缓慢、黏稠度增加，进而可能诱发中风。

延伸阅读

白天补觉是不能弥补夜间睡眠不足的。晚上11点至清晨6点是睡眠的黄金7小时，凌晨3点以前的睡眠是深度睡眠集中的时间段，很多机体重大生理功能，诸如生长激素分泌、免疫因子形成，都是在这个时间段内完成的，4点以后，深度睡眠很少或者根本没有深度睡眠。

31 怎样正确午睡防中风

真相：上班族由于条件限制，常有人坐着打盹，其实这种习惯并不可取。因为人体处于睡眠状态时，全身肌肉松弛，血液循环减慢，头部供血减少。坐着打盹由于体位关系，供给大脑的血液更少，人醒后易出现头昏、眼花、乏力等一系列大脑缺血缺氧的症状。

关于午睡的时间，专家建议午饭后不要马上躺倒就睡，应休息30分钟再睡，否则会影响胃肠道消化，长此以往还可能引起胃病。同时,中医认为,午夜阴气最盛,阳气渐长,而阴气主静,应熟睡,以滋阴。但中午时阳气最盛,深度睡眠反而不利于发扬阳气,醒后容易出现头昏脑涨、全身乏力的情况。所以,午睡时间也不应睡得过长,午睡时间以30分钟到1个小时为宜,过长或过短均不好。

延伸阅读

　　有以下情况的老年人不适宜午睡:体重超标20%的人,午睡会使血液黏稠度增加,易引起血管堵塞;血压低的人,午睡时血压会降低,可导致呼吸困难;脑血管狭窄而经常头晕的人,午饭后大脑血液会流向胃部,血压降低,大脑供氧量减少,容易因大脑局部供血不足而中风。

㉜ 听说早上容易得中风,是真的吗

　　真相:研究发现,脑梗死的发病时间具有明显的昼夜节律变化,多数中风的发病高峰时间为清晨前后至上午,也就是凌晨4时至上午10时,约占总数的46.4%,相反,下午16时至晚上22时则很少发生脑梗死。

　　中风发病的时间规律可能与以下原因有关:① 清晨血黏度达到高峰,血小板聚集性增加,红细胞比容和血浆的浓度高峰值在上午8时至中午12时,而纤溶系统、抗凝血酶水平为最低,故此时极易发生中风;② 清晨起床后血压上升,一般上午10时是人的血压高峰,而血压的骤升使血流动力学发生改变,如血液对发生动脉硬化的脑血管切变应力增加,可致中风发生;③ 清晨易发生心律失常,心律失常会导致附在心壁上的血栓脱落,所以,有心脏病的患者在清晨觉醒时易出现因心律失常而引起的脑梗死。

> "一天内晨起至上午9时这个时间段是缺血性中风高发期，也被称为中风的'魔鬼时间'。"

㉝ 为什么吹空调不当也会引发中风

真相：很多人认为寒冷的天气是中风的元凶，但温差过大同样也容易导致中风。夏季空调开的过低，室内外温差大，会使人血管忽张忽缩，又因夏季天气炎热，体内水分减少，血液黏稠度上升，更容易导致大脑微小血管血液流通受阻，诱发缺血性脑卒中的发生。

当然，另一种矫枉过正的做法也不可取。许多人出于省电的目的，仅用风扇或开窗来降温，常常导致中暑，甚至死亡的悲剧。持续的室内高温会造成人体虚弱、眩晕、恶心、呕吐、心跳加快、抽筋，甚至于昏迷和死亡。

为了预防中风发生，我们需要注意以下几点：① 避免室内空间密闭，特别是在很小的房间里开空调，空气不流通，氧气会变得稀薄，这对健康不利；② 注意多喝水，尤其是在夏季出汗量较大的时候，一定要多喝水，稀释血液，才能预防中风的发生；③ 防止温差过大，即使我们一定要吹空调，也需要避免温差过大，防止体感温度忽冷忽热；④ 避免空调风直吹，如果空调一直对着头部吹的话，会引起血管收缩，大脑血管的血液流通也会受阻。对于本身就有心脑血管疾病的人来说，就容易诱发中风了。

㉞ 为什么排便不当会引起中风

真相：临床上有不少患者由于大便秘结，如厕排便用力过猛，导致突发的头痛、肢体偏瘫，言语含糊，甚至昏迷、死亡，究其主要原因，一是便秘的人排便时必须用力，从而使血压急剧上升，导致颅内血管破裂，也就是我们说的脑出血；二是与一种大家比较陌生的疾病——卵圆孔未闭有关。卵圆孔是胎儿发育必需的一个生命通道，来自母亲的脐静脉血也正是经此通道进入胎儿的左侧心腔，然后分布到全身，若年龄大于3岁的幼儿卵圆孔仍不闭合称为卵圆孔未闭，它与不明原因中风之间存在着密切联系。通过未闭的卵圆孔，栓子可进入左心系统引起相应症状。因此，当患者存在下肢静脉血栓，用力排便时就会发生栓子通过卵圆孔进入动脉系统，中风可能随之发生。

老年人因活动减少，肠蠕动减弱，习惯性便秘比较常见。缓解便秘应从调理生活入手，适当运动、改善饮食结构、腹部按摩、药物治疗都可以帮助排便清肠，避免不当排便诱发中风的悲剧。

㉟ 情志失调就是性格急躁吗

真相：首先谈谈什么是情志，情志是身体对外界环境刺激的不同情绪反应。中医认为，人有七种正常的情志活动，分别为：喜、怒、忧、思、悲、恐、惊，也称为"七情"。中医还认为人的情志是由五脏中的精气变化而产生，因此，不同的情志与不同的脏器相对应，具体来说就是心在志为喜，肝在志为怒，脾在志为思，肺在志为忧，肾在志为恐。正常情况下，七情活动对身体的生理功能起着协调作用，对外界刺激和体内刺激具有保护性的反应，有益于身心健康。

然而突然的、强烈的或长期持久的情志刺激，超过了人体正常的承受能力，会使人体气机紊乱，脏腑阴阳气血失调，导致疾病发生，此谓之"情志失调"。《黄帝内经》中提到"怒伤肝、喜伤心、思伤脾、忧伤肺、恐伤肾"的说法，就是指不同的情志刺激会对不同脏腑产生各种负面影响。性格急躁的人易怒，过于激怒可使肝脏的疏泄功能失常，横逆上冲，甚则使血随气逆上蒙清窍而昏厥。日常生活中不乏"气昏过去"的例子，临床上高血压或心脏病患者常因情绪过激而致中风或心脏病发作。

36　为什么吵架生气也会导致中风

真相：其实早在2 000多年前，古人就认识到情绪异常和中风的关系，比如《黄帝内经》中说："多因喜怒思悲恐之五志有所过极而中风者，由五志过极，皆为热甚故也。"有人调查了1 000余例中风患者的发病原因，发现有75%是由于不良情绪而诱发中风。在不良情绪因素中，以愤怒诱发中风为最高，居首位，其次为焦虑、忧虑惊骇、悲伤等。愤怒这一情绪因素不仅可以是近期的，也可以是远期的。平时常可见到高血压患者因情绪激动或抑郁而发生中风，也可见到平时血压不高的中老年人因情绪激动而突发中风。所以不良情绪是中风的导火线，管理好情绪对于防治中风有着重要的意义。

37　为什么调养精神能预防中风

真相：七情过极都会引起中风，但是情志在致病的同时也能治病。庄子说过"得者，时也；失者，顺也。安时而处顺，哀乐不能入"，指出人的七情变化易受到社会环境的影响，调摄精神有助于排除不利社会因素的干扰。

中医也认为，精神的安定对人体的健康起着重要作用，良好的心境是延年益寿的保证。要保持好的心情就要使喜怒哀乐"中和""中节"，即适度。生活中需防止大喜导致的"乐极生悲"；遇事"莫生气"，学会制怒息怒；并选择合适的方式及时疏导消极情绪，例如"有泪尽情流""移情别恋"——把注意力从不良情绪转向工作、学习、娱乐等方面。此外，培养开阔坦荡的心胸和乐观的精神，加强道德修养和意志锻炼都有助于保持轻松而愉快的心情。

38 如何做到"恬淡虚无"防中风

真相："恬淡虚无"是中国古代情志养生的重要观点。《黄帝内经》主张"恬淡虚无""精神内守"，"嗜欲不能劳其目，淫邪不能惑其心""静则神藏，躁则消亡"，其基本精神就是要节制人的欲望，保持内心淡泊宁静的状态，不受外界种种诱惑的干扰，使神气内藏于五脏，心理和生理处于和谐状态。所以"恬淡虚无"最重要的是调控人的欲望。古人强调节欲，倡导"欲可节而不可绝"，就是要求把欲望控制在适度的范围内，淡泊名利，知足常乐。这样不仅可以增加人生奋斗的动力，还可以减少"得不到"的痛苦。

从养生来看，七情对健康的伤害最明显，生活中不如意的事十之八九，怒、忧、悲、恐等不良刺激不时而生，往往需要以理抑情、自我调节，消除有害的情志，保持随遇而安的思想、内环境的稳定和良好的心情。其次，心境宁静有助于消除对刺激的过度反应。再者，以一些高雅的兴趣、爱好陶冶自己的志趣，创造良好的心境，培养高尚的情操。习画、书法、下棋、弄琴、读书、品茶，这些都是以"恬淡虚无"为前提的修身之术。

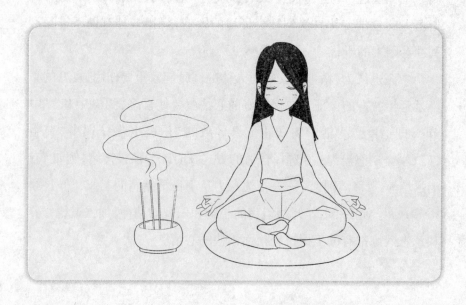

延伸阅读

中医认为,神是人体生命活动和精神活动的总称,对心身健康关系重大。神就是精气神,是人的精神状态。闭目养神修身术具有以下作用。

- 解乏:当人出现头痛脑涨时,坐下来闭上眼睛,轻轻吸吐气息,会让体内气血通达顺畅,从而头脑慢慢清醒,浑身轻松。
- 调控情绪:当我们因为某一件事情心情烦躁时,也不妨闭目养神一会儿。这时需要排除杂念,精力集中,不想不管其他任何事,让自己安静下来,忘记烦恼,忘记不快,同时做深呼吸,情绪就不再那么激动。
- 养肝消食:吃完饭后闭目养神10~30分钟,再去做别的事,能使血液更多流向肝脏,保证肝细胞所需氧和营养成分的供给,对肝脏的保养好处不小。
- 养气:俗话说"人活一口气",这"气"就是心气儿,是精神状态,也是我们平时所说的精气神。随着年龄越大,气息越差,特别是呼吸道感染和哮喘病人,闭目静养以培补元气,是十分必要的。
- 养神:目是人的灵窍,也就是人们常说的"眼睛是心灵的窗户",人体五脏的精气可以全由眼睛看出。所以养神需要闭目,闭目可以养生、养神、健体。

一天之内多少个十分钟、二十分钟可能被浪费,何不停下来,取其中一个二十分钟来闭目养神,这样做一定有助于长久健康。

法于自然

㉟ "天人合一"就是说要经常野外旅行吗

真相：现代人喜欢旅游，有人就认为"天人合一"是走进野外，亲近自然，其实不然。"天人合一"思想是中国哲学中的重要思想，蕴含着人与自然界、社会和谐统一的内涵；从"天人合一"的字面上进行解析，"天"的实质是客观事物及其变化规律，不仅包括自然界及其变化规律，还包括人类社会及其变化规律；"人"是指自我身心协调统一的个体。

中医主张"天人合一"的思想，要求人顺应自然规律，维持人与自然环境的统一，如果违背了自然规律，破坏了人和自然的统一性，就会得病。其中，较为有名的是《内经》的"春夏养阳，秋冬养阴"理论。春夏时节万物复苏，正值天地之气相交、生命繁茂生长之时，人体要顾护阳气，才能保持一种生机盎然的状态。平时尽量伸展自己的身体，多去大自然中散步，作息上要讲究"夜卧早起"，即"晚睡早起"，入夜睡眠、天亮起身。到了秋季，万物成熟，平定收敛。此时，天高风急气燥，大自然的阳气开始衰减，阴气开始萌生，作息上要注意"早卧早起"，从而收敛精气，保持神志的安宁。寒冷的冬季，生机潜伏、万物蛰藏，白昼逐渐缩短，黑夜逐渐延长，此时可以适当延长睡眠时间，作息应逐渐调整为"早卧晚起"，早点上床睡觉。

另一方面,人与社会环境也是一个有机的整体,中医认识到社会环境的不同,如政治、经济地位的高低,可导致个人的身心功能与体质的差异。总之,"天人合一"具有丰富内涵意义,它是中国传统文化哲学理论体系中不可或缺的一部分。

㊵ 中风防治为什么要关注自然环境

真相:老子在《道德经》中说"人法地,地法天,天法道,道法自然",意思就是说人在大地上生存,遵守大地万物生长作息的规则,中医学秉承了这一观点,认为人要健康长寿就得与包括气候、地理等在内的自然环境相适应。

现代研究发现,人的生命活动无时无刻不受到外界环境影响,诸如气压、日照、温度、湿度、风速、水质等。一年四季的变化和寒暑冷热的差别明显影响人体生理活动,所以,善养生者更注意适应时节变化,减少疾病的发生或加剧。脑中风、冠心病、高血压等心脑血管疾病,对温度变化更敏感,往往在气温突然下降时发病。而老年人因基础代谢率低,自主神经功能不全,体温调节功能减弱,对气温变化适应力差,往往在气温骤变时发生意外。

中医认为,老年人阳气不足,容易怕冷,阳光有很好的助阳作用。中医还主张积极锻炼身体以增强适应力,提出"四时"养生法。因此,在中医理论中,中风防治需顺应自然,因势利导,此谓之"法于自然"的养生哲学。

㊶ 冬天是中风高发季节吗

真相:寒冷是中风发病的重要元凶之一。中医认为,"冬季寒冷,寒则收引",寒冷使人的血流缓慢,血管处于收缩状态,这对于原有血黏度增高、动脉粥样硬化等中风高危人群来说,无疑是雪上加霜,低温令本就不健康的血管会相对收缩有余而舒张不足,血管相应狭窄引起脑部供血障碍。流行病学调查发现,由于冬春季天气寒冷,大约80%的中风发作集中在这两季发生。并且,恶劣天气可使人体的血管调节功能发生紊乱,气温骤降会使血管收缩、血压升高,易致脑血管破裂出血;偶尔的寒冷刺激会使血液中凝血因子含量增高,诱发缺血性中风;而气温骤升时人体出汗增多,血液浓缩,血液黏度增加,同样会导致中风。

因此,针对这个季节的气候特点,有高血压、心脏病等中风危险因素的老年人要加强冬季自我保健意识,室温维持在16～20℃即可,不宜超过20℃。另外,室内还应保持一定的湿度,定时开窗通风。中老年人可根据自身情况坚持适量运动,晨起不宜太早或太晚,出门也不要裹得太严实,这可以逐步锻炼身体对寒冷的适应能力。

㊷ 为什么夏天也不能忽视血压管理

真相:通常来说,人的血压会在夏季降低,部分高血压患者的血压甚至在夏天可以接近正常。但值得一提的是,近年随着空调的普遍使用,尤其是过冷的室温,可造成患者血管收缩;室内与室外炎热的气候形成了巨大的温差,会使血管的舒收功能及血液的流变特性发生急剧改变。而老年人的循环系统调节功能明显减退,所以对环境中的温度变化难以适应,导致患者血压的显著波动。因此,高血压患者在夏季要注意让自己身处的环境尽可能保持相对恒定的温度,开空调不能过冷,以免导致血压急剧波动而发生意外。

㊸ 为什么糖尿病患者夏天血糖波动最大

真相:夏天对糖尿病患者来说,既是一年中血糖最低的季节,同时也是血糖波动最大的季节。

一些轻度糖尿病患者一到夏天,血糖趋于正常,但到了秋天,血糖又会升高。那么夏天人体内的血糖水平为什么会偏低呢?首先,夏季人体对胰岛素的敏感性增高,促使胰岛素的分泌量比其他季节多,这是夏天血糖偏低的重要原因。其次,夏天天气闷热,人们普遍食欲不振,往往转为摄取清淡的食物,而清淡食物含糖量偏低。并且,夏天人的新陈代谢加快,能量消耗较大,以散热为主,而能量的消耗主要来自体内的血糖。另外,夏天的白昼时间较长,天热也容易睡眠不足,造成体内能量消耗,新陈代谢旺盛,相对消耗的血糖也增多。所以,夏天正常人群的血糖总是偏低的,糖尿病患者也是如此,如果没有经常监测血糖,还是按平时的药量服药,就有可能诱发低血糖。

值得重视的是,有时夏季炎热多汗,水分摄入不足,容易使血液浓缩导致血糖增高,因此,也容易出现血糖波动大的现象。

⑫ 冬天血脂更容易升高吗

真相:人体内的血脂水平在不同季节有非常显著的差异,比如血清胆固醇水平在秋季最高、夏季最低,而甘油三酯水平,春季最高、秋季最低。这种差别主要与人们在不同季节中所摄取的食物数量与种类有关。在夏季,体能消耗大,食欲受气候环境影响,人们倾向选择水果、蔬菜等清淡饮食,故体内血脂在一年中处于较低水平。而在秋冬季,出现机体御寒的自我保护机制,使人们进食较多的肉类和脂肪食物,体内胆固醇和甘油三酯升高。尤其对老年人来说,基础代谢减慢,脂类摄入过多,消耗减少,更容易出现血脂异常。

鉴于以上原因,秋季要减少蛋黄、动物内脏等高胆固醇食品的摄入,适当增加动物油和植物油摄入,防止血浆胆固醇的增高和甘油三酯的减少,保证冬季的能量供应。

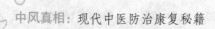

㊺ 冬病夏治预防中风效果好吗

真相：说起"冬病夏治"，最先想到的可能是慢性支气管炎、支气管哮喘、肺气肿等呼吸系统疾病，或者冻疮等慢性皮肤病，事实上，导致中风的慢性疾病，比如高血压、糖尿病、心律失常等慢性病，都具有在冬天阳气衰微和阴气盛凌下加重，夏天阳气升腾免疫力恢复时就缓解的变化特点，所以这些疾病也属于冬病夏治的范畴，在夏天对于这类慢性疾病的调治可起到间接预防中风的作用。

三伏贴作为冬病夏治中最常见的疗法，能温补阳气，活血通脉，提高机体正气，从而达到预防中风的目的。此外，冬病夏治中的口服中药，可根据个体情况，辨证论治，扶正固本，增强体质，起到预防中风的最终作用。

醋调贴敷法防中风

用法	偏阳盛者	偏阴虚者
症状	五心烦热、失眠多梦、潮热盗汗	咽干口燥、大便秘结
药材	吴茱萸20克、怀牛膝20克、五味子20克、川椒10克、薄荷10克	龟板20克、鳖甲20克、熟地20克、玉竹10克
用法	共研为末，每次取2～3克，以适量醋调和，外敷双侧涌泉穴	

㊻ 三伏针、三伏灸可以预防中风吗

真相：三伏针、三伏灸作为常见的"冬病夏治"法，通过腧穴作用于经络、脏腑，具有调和阴阳、疏通经络、行气活血、散寒止痛等作用，既可单独使用，又常相互配合。艾条灸、隔姜灸有温经通络、行气活血、祛湿散寒的效果；拔罐可疏通经脉、温经散寒、行气活血、止痛消肿。

此外，研究表明拔罐可使局部血管扩张，血液循环加快，血管壁通透性增加，造成局部充血状态，使新陈代谢旺盛，营养状况改善，机体产生微弱的良性刺激，促进大脑皮层对各脏腑组织的调节功能。

刮痧法则是通过对经络穴位的良性刺激，使局部皮肤发红充血，从而改善局部微循环，起到疏通经络、舒筋理气、祛风散寒的作用。总之各法有各效，都能通过疏通经络、行气活血预防中风的发生。

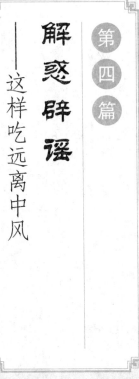

第四篇

解惑辟谣

——这样吃远离中风

▼ 过滤法冲调的咖啡对血脂的影响更小。

▼ 认识一下「血管清道夫」卵磷脂。

▼ 红茶、绿茶、乌龙茶都是保健佳品，功效各有千秋。

▼ 三七、蜂胶、纳豆……你想知道的各种「明星」。

饮食调护

① 饮食为什么能养生

真相：人因为先天和后天因素，产生不同体质；食物、药物也有不同的四性五味，不同体质的人群适宜吃不同的食物。如偏阳虚体质的人适合吃辛味食品以助阳气升发；偏阴虚体质的人则适合多吃些酸甘之品以养阴。所谓药食同源，一般以食养为先，再以药物对体质偏颇者进行纠偏治疗。中医的食疗介于药物治疗和普通膳食之间，《黄帝内经》中就提到："五谷为养，五果为助，五畜为益，五菜为充，气味合而服之，以补精益气。"意为谷物含有丰富碳水化合物和纤维素，是人体热能的主要来源；水果对脏腑有辅助作用；动物性肉食对人体具有补益作用；而蔬菜含有大量维生素和纤维素，对人体具有充养作用，各种食物的四气五味相合，可补精益气。

② 医生叫我"节饮食"，就是要节食吗

真相：医生常跟中风患者说的"节饮食"，是节制饮食的意思，不能直接理解为不吃或者少吃，正确的意思应该是，在合适的时间，吃适宜的东西，吃恰当的量。中风患者需要禁烟禁酒，营养均衡。营养原则包括"均衡""两低""一高""一足量"。"均衡"指的是营养

均衡，不能过度偏补某一类营养。"两低"我们通常是指低盐、低脂，清淡饮食有利于控制血压、血脂，血糖异常者还需要控制能量摄入。"一高"是指高纤维，适量的谷类、全麦、瓜果、蔬菜等高纤维食品都有利于减缓吸收、促进人体代谢。"一足量"即维生素要丰富且足量，维生素主要来源于蔬菜水果，足量的维生素对我们免疫力提高有着非常好的作用。

❸ 中风急性期是否应该多吃点、吃好点

真相：这个时期并不适合吃香喝辣，清淡饮食才是最好的选择。

中风急性期，营养状态较好或超重者，适合的能量需求为25卡/千克体重/天（1卡≈4.18焦），蛋白质摄入量至少每天1克/千克体重，如存在褥疮等情况，可增加至每天1.2～1.5克/千克体重。一旦蛋白质摄入量满足需求，碳水化合物和脂肪可各自占到总能量的50%～65%和20%～30%。同时，在大脑缺血氧化应激状态下，抗氧化剂迅速减少，所以，可适当补充维生素、矿物质和微量元素。

症状表现比较轻，生活不受影响的中风急性期患者，饮食应控制盐，以优质蛋白、脂肪和维生素的摄入为主。对于症状较重的急性期患者，则需根据病情决定进食方式，如饮水有呛咳、吞咽和行动有困难的患者，可选择鼻饲流质。根据《中国卒中患者营养管理专家共识》建议，首先提供短肽型肠内营养制剂，当胃肠道功能完整后，逐步过渡到提供含多种膳食纤维的整蛋白型肠内营养。

"留置鼻饲管会让患者感到不适，但它可以避免各类中风后并发症，并能安全地给患者提供必需营养。否则进食过程中若有呛咳，可因误吸而致肺部感染。"

④ 中风恢复期可以吃点保健品吧

真相：中风经过急性阶段进入恢复期，在没有吞咽困难的情况下，康复训练与膳食的合理搭配对病情发展具有积极作用，谷薯、蔬果、肉、禽、鱼、乳、蛋及各类蔬果都可以食用，除脂肪含量极高的奶油、油炸食物外，适量动物内脏也可以补充少量维生素。

很多家属出于"恢复心切"心理，会购买营养保健品。其实对于恢复期患者，日常饮食就可以满足人体需要的能量及维生素。而市场上的保健品，良莠不齐，大都价格不菲，营销者对保健品功效往往夸大其词，使不少患者及家属对保健品的"神奇功效"深信不疑，盲目购买保健品既加重家庭的经济负担，又可能损害身体健康。因此，中风恢复期患者日常只需进行合理的饮食管理，而积极有效的康复治疗才是疾病恢复的关键。

⑤ 听说中风后遗症期要少吃鸡蛋，是真的吗

真相：中风后遗症期患者日常饮食应以低盐、低脂、低淀粉、高膳食纤维为原则，保证各类人体必需营养的全面吸收，但是，诸如蛋黄、动物内脏等高胆固醇食物应该限制食用。研究表明，过量的内脏摄入可使心脑血管疾病的再发率提高10%，每次动物内脏的食用量不应超过50克，每周最多不宜超过100克。而诸如蛋清、豆制品等富含蛋白质的食物，可提供人体所需的必要氨基酸。健康人群每天1枚鸡蛋摄入并不会增加心脑血管疾病的发病风险，而每周食用4枚鸡蛋可降低心脑血管疾病的风险，鸡蛋中的叶酸、维生素B_6和维生素B_{12}有利于降低同型半胱氨酸水平，B族维生素、甜菜碱、叶黄素、n-3脂肪酸都可改善血管功能。

⑥ 为什么推荐中风患者吃"两条腿"的肉

真相：我们一般首选富含不饱和脂肪酸的肉类，比如鸡、鸭、鹅等家禽，其次选择牛肉、猪肉、羊肉等，而肥肉和动物内脏类食物虽然含有一定量的优质蛋白质、维生素和矿物质，但其中所含大量的饱和脂肪酸和胆固醇，已被确定为可导致心脑血管病的最重要的两类膳食因素，因此，要少吃或尽量不吃。民间总结的"两条腿比四条腿好"，从不饱和脂肪酸的比例来看，也是不无道理的。

四条腿的是畜肉，两条腿的是禽肉，畜肉中的蛋白质含量较低，脂肪含量较高，即使是"瘦肉"，也有近1/3的隐性脂肪。而禽类肉是一类高蛋白低脂肪食物，特别是鸡肉中的赖氨酸含量较高。鹅肉和鸭肉总脂肪含量低，所含脂肪主要是不饱和脂肪酸，能起到保护心脏的作用。适当摄入肉类能补脾胃，益气力，强筋骨，过量食用反而会助湿化热生痰。对于肉类的摄入，一天食用量最好不超过200克，肉虽好吃，不宜多吃。

⑦ 中风患者怎么选择更利健康的油

真相：日常饮食烹饪离不开油，但食用油过量会对心脑血管造成负担。中风患者该吃哪些油，究竟怎么吃才是合理的？

• **豆油：**"甘辛温，润燥，解毒，杀虫，熬熟可入烹庖，虽谷食之精华，而肥腻已甚"。豆油含有少量亚麻酸，具有预防心脑血管疾病的作用，并且，大豆磷脂可促进人体生长发育，还可促进肝脏脂肪代谢，减少胆固醇吸收，有利于预防高血压和动脉粥样硬化。然而，大豆油在高温烹调下会产生大量醛类物质，这类物质具有潜在毒性，可诱发心脑血管疾病及癌症。

• **菜籽油：**"甘辛温，润燥，杀虫，消肿毒，熬熟可入烹庖"。然而，近年有研究发现，长期食用菜籽油可增加肥胖风险，损伤神经元而导致认知下降，引发老年期痴呆。因为，菜籽油精炼过程中，会加入乙烷溶剂，还有加温程序，这些因素会破坏油品结构稳定性，破坏其中n-3成分，产生反式脂肪。因此，如要吃菜籽油，就要避免食用加工油，改吃冷榨或初榨油。

- **茶油**："甘凉，润燥，清热，息风，解毒杀虫，上利头目。烹调肴馔，日用所宜"。茶油中富含亚油酸、亚麻酸等必需脂肪酸及维生素E等抗氧化剂，对调节血脂、降低胆固醇、软化血管、抑制血小板聚集、清除自由基等具有一定作用，对心脑血管疾病的防治有积极意义。

- **芝麻油**："甘凉，润燥，补液，息风，解毒杀虫，消诸疮肿，烹调肴馔，荤素咸宜"。芝麻油以油酸、亚油酸、棕榈酸等为主要成分，既含蛋白质、氨基酸，又有芝麻素、芝麻油酚、卵磷脂等物质和多种维生素，长期食用可改善血液循环、调节血脂、保持血管弹性、帮助肝肾代谢。

- **猪油**：其作用目前仍存在争议，不少人认为猪油高能量、高饱和脂肪酸、容易引发心脑血管疾病。然而近年也有研究报道，饱和脂肪的摄入和心脑血管疾病之间没有必然联系，饱和脂肪的摄入还能降低心脏病和中风病的发病风险，而猪油中含有的单不饱和脂肪，被证实对心脏具有保护作用。其实，对于中风患者来说，猪油的少量摄入并非不可，但依然要注意扬长避短。

- **橄榄油**：是近年走进千家万户的健康油，为什么说它健康？橄榄油所富含的不饱和脂肪酸、n-3脂肪酸和角鲨烯能够调节血脂，防止血管壁炎症反应，降低血压，增加血管弹性。值得注意的是，在所有食用油中，橄榄油的烟点最低，加热后营养特性降低，不饱和脂肪易转变为反式脂肪。所以，食用橄榄油建议低温烹饪，以凉拌替代煸炒。

> "中风患者平日烹饪尽量选用茶油或橄榄油，应少吃或不吃豆油和猪油。"

⑧ 中风后是不是该多吃海鱼

真相：鱼肉是瘦肉，属于优质蛋白，它含有人体所必需的各类氨基酸和矿物质，并且富含DHA等多种不饱和脂肪酸，100克鱼肉所含脂肪不足2克，是相同重量猪肉的五分之一。有研究发现，每日吃鱼超过30克和少于6.25克的男性相比，死亡风险降低9%，心血管疾病死亡风险降低10%；而每日吃鱼超过25克和少于4.61克的女性相比，死亡风险降低8%，阿尔茨海默病和心血管病死亡风险分别降低38%和10%。鱼肉中保护心脑血管的主要贡献者是n-3脂肪酸，它可降低炎症反应，稳定斑块，延缓动脉粥样硬化进程。因此，美国心脏协会指出，为降低缺血性中风、冠心病、猝死等发生风险，建议食用富含n-3脂肪酸的海鱼。一般说来，深海鱼的n-3脂肪酸含量较高，主要有沙丁鱼、三文鱼、金枪鱼、鲭鱼、虹鳟鱼、鳕鱼等，这些鱼类都非常适合中风患者食用。值得注意的是，鱼肉蛋白质含量较丰富，过量食用容易出现腹胀、食欲不振等消化不良症状，一周食用3～4次即可。

⑨ 中风后还可以吃零食吗

真相：中风患者的饮食要求少盐、低脂肪，虽然在盐分、热量等方面有所限制，但仍然可以吃些零食，除却高能量、多添加剂等因素，其实，有些零食对人体是有益的，且对心脑血管具有一定保护作用。

坚果主要以不饱和脂肪酸为主，如二十二碳五烯酸（EPA）、二十二碳六烯酸（DHA）等，其中EPA具有降低胆固醇和甘油三酯的作用，有助于预防心血管疾病发生。研究发现，适当多吃坚果可使房颤发生率降低，而房颤亦是中风发生的主要危险因素。

山楂可促进胆固醇排泄，花生可抑制人体对胆固醇的吸收，这些都是对血脂有调节作用的零食。但花生中蛋白质、脂肪含量较高，甚至比蛋、肉类还高,有"植物肉"之称,并且其脂肪含量高达40%,过量食用容易导致脂肪堆积。山楂富含多种维生素,仅次于猕猴桃,有促进脂肪分解、帮助消化的作用。但市面上,山楂多为加工零食,含糖量高,因此,糖尿病患者不适合多吃。

⑩ 哪些水果对中风患者有益

真相:有研究认为,众多水果中柑橘类、苹果、梨等对中风有保护作用,但浆果类水果并不能预防中风发生。

酸枣、梨、椰子、苹果、桑椹、橄榄、山楂等纤维素含量较高,纤维素可以调节血糖血脂。猕猴桃、柠檬、橙子、柚子、葡萄、樱桃等维生素C含量较高,维生素C可以提高人体免疫力。香蕉、核桃、栗子、橘子等B族维生素含量较高,B族维生素参与体内糖、蛋白质和脂肪的代谢。猕猴桃及鲜枣的维生素E含量较高,维生素E能抗衰老、促进新陈代谢。

此外,有人认为,糖尿病患者应远离水果。其实,新鲜水果中含有丰富的维生素和微量元素,对防止动脉硬化、视网膜病变、便秘等具有一定作用。各类水果含糖量多寡不一,所以亦有糖尿病患者适合的水果,如每百克含糖量5克以下的西红柿、黄瓜等;每百克含糖量10克以下的青梅、猕猴桃、椰子、枇杷、杏、橄榄、樱桃等,中风伴有糖尿病的患者都可以根据自己血糖情况合理选用。

⑪ 饮酒到底能"软化血管"吗

真相：不少人认为适量饮酒可以"软化血管、降低血压"，还有人认为白酒有害健康，但红酒、啤酒、黄酒适当饮用也无妨，甚至有益于健康。其实无论哪种酒，影响健康的都是一种物质——酒精。研究表明，酗酒是造成中风的重要原因之一。男性"滥饮酒者"中风发病率为同龄人2倍，而女性"滥饮酒者"中风发病率更高达同龄人群5倍多。对于青年人来说，长期酗酒不仅会增加中风风险，更会使中风发生时间提前。此外，酗酒不仅增加中风风险，其消化道出血、肝损伤、胃肠道肿瘤发生风险也会成倍增加。

关于饮酒"软化血管"的说法其实没有研究证据支持。但是，饮酒作为一种生活和社交习惯，是我们生活中不可缺少的调剂品。日常生活中少量饮酒对健康并不会造成太大影响。总之，饮酒"量变"和"质变"的标准需要自己掌握，长期饮酒、大量饮酒必然影响健康。

"饮酒不存在安全剂量，最安全的饮酒量是0，即不饮酒。对于中风患者来说，酒能免则免，没有饮酒习惯的不可听信传言而开始饮酒，有饮酒习惯的即便不能戒酒，也要严格控制饮酒量。"

⑫ 听说饮酒能促进循环、降低血压,是真的吗

真相:饮酒降压说一直在广大"酒友"中流传。但是,饮酒真的有降压作用吗? 我们还是用数据来说话。通过对我国12 532名饮酒男性的15年随访发现,少量饮酒并不增加高血压发生的危险,而大量饮酒后高血压发生率明显增加,七成以上的人因饮酒而罹患高血压,其中还有部分患者并发中风。可见饮酒不会降低血压,反而会引起高血压。

也有人认为,饮酒可以促进血液循环,这种说法并非完全错误。正如《本草备要》中记载:"少饮则和血运气,壮神御寒,遣兴消愁,辟邪逐秽,暖内脏,行药势。"现代医学证明,少量饮用度数较低的酒,如红酒、果酒等确实具有加快血液循环的作用,红酒和果酒中的维生素、果胶还可以一定程度上补充人体所需微量元素。但是,大量饮酒对健康一定是有百害而无一利的。高血压和中风患者更应该严格限制饮酒,尤其不能长期大量饮酒。

⑬ "降低血脂、软化斑块"的"药酒",可以多喝点吧

真相:不少电视购物节目都在介绍可以"降低血脂、软化斑块"的"药酒"。我们姑且不论各类药酒中的"药",只谈各类药酒的共同点,它们的共有成分——酒精(乙醇)。酒精在摄入、吸收后主要从肝脏代谢、分解为乙醛,乙醛再经肝脏代谢为乙酸排出体外,即我们常说的"醒酒"。长期大量饮酒会使肝脏细胞大负荷甚至满负荷运转以代谢酒精,久而久之导致肝细胞结构和功能异常,形成脂肪肝、酒精性肝炎甚至肝硬化等肝脏疾病。同样,血脂也需要肝脏合成、代谢,肝脏病变会导致血脂代谢的异常。一项研究对长期饮酒和不饮酒者进行比较,发现长期饮酒者血清中低密度脂蛋白胆固醇、甘油三酯、总胆固醇均较不饮酒者明显升高。可想,这些长期饮酒者的动脉

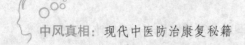

粥样硬化及斑块发生率也会明显上升。

因此，无论是药酒还是酒，酒精的长期大量摄入都会导致血脂代谢异常引发中风，血脂管控需要酒精摄入的严格控制。所以，不要再迷信所谓的"药酒"，那只是为喝酒寻找的借口。

⑭ 酒精对有糖尿病的中风患者有什么特别影响

真相：糖尿病作为中风的又一大幕后黑手，饮食治疗的关键即是控制，那么，酒精会对血糖产生什么影响？饮酒会引起血脂、血压、动脉内皮的异常，这些因素叠加在一起使长期饮酒的糖尿病患者心脑血管发病率大大提高。并且，我们都知道食用酒精由淀粉或果糖发酵而来，而淀粉和果糖也是糖尿病患者应严格限制摄入的，更不要说一些含酒精饮料中的果汁和蔗糖，这类酒精饮品对健康的危害显而易见。另一方面，酒精在肝脏代谢过程中会影响肝糖原代谢，肝糖原储存不足时，容易发生低血糖。《中国2型糖尿病防治指南（2017）》就明确提出，对于糖尿病患者不推荐饮酒，若饮酒，应警惕酒精可能引发的低血糖，避免空腹饮酒。

> "有糖尿病的患者应该避免酒精摄入，尤其需要避免空腹饮酒。"

⑮ 咖啡对健康，好处多还是坏处多

真相：咖啡具有缓解疲劳的作用，因此成为不少人提神醒脑的解乏饮品，不少中风患者也都是曾经的"咖啡党"。咖啡豆含有咖啡因、单宁酸等百余种化合物，咖啡因是一种兴奋剂，会对人体产生多种影响，包括利尿、强心、扩血管、兴奋神经等作用。此外，咖啡还富含抗氧化成分,可延缓日照和污染等因素引起的皮肤早衰。不仅如此,咖啡还有辅助消化、帮助减肥、缓解头痛等多种功效。

　　然而,好比一把"双刃剑",咖啡对健康有利亦有弊。习惯大量饮用咖啡的人若忽然停止,会出现头痛、易怒、神经过敏等戒断表现。晚间喝咖啡会提高神经兴奋性,影响睡眠。并且,喝咖啡会诱发心律失常、升高血压,患有高血压、心脏疾病的人群,长期或大量饮用咖啡,可加重心血管系统负担。中老年人大量饮用咖啡,在不同程度上会导致钙质吸收异常,引起骨质疏松。因此,咖啡的喝与不喝,怎样喝、喝多少,取决于个人对咖啡的需求和把握。

⑯ 中医怎么看待咖啡

　　真相:咖啡是一种典型的"舶来品",中医对咖啡的认识更多来自西方的研究结果和不同人群饮用咖啡后的表现。从中医角度讲,咖啡具有特殊芳香及苦酸甘等味,中医认为,芳香类药物多有行气解郁,提神醒脑的功效,故而咖啡可缓解疲劳、疼痛和痉挛;苦味多入心经,因此,咖啡具有振奋精神、强心利尿的作用;咖啡性辛温,辛能散湿,温能助阳,因此,咖啡具有温补肾阳、渗湿利水的功效,用以增加尿量,改善腹胀水肿,其作用与肉苁蓉等性温的中药相似,咖啡不仅可作为利尿剂应用于临床,更可配合中药治疗湿热痢疾或前列腺增生湿热内蕴者。值得注意的是,咖啡辛温燥热,过量饮用可影响阴津生成,助火碍胃,导致失眠、烦躁、反酸、口舌溃烂等不适症状。

⑰ 喝咖啡会导致血压升高吗

　　真相:"咖啡党"中不仅有中风患者,还有高血压患者。国外研究发现,在饮用咖啡的轻、中度高血压人群中,每200～300毫克咖啡因可使收缩压平均增加8.1毫米汞柱,舒张压增加5.1毫米汞柱,饮用咖啡约1小时后血压开始升高，在持续升高1～3小时后逐渐恢复正常，在持续2周后血压未有明显变化。另有研究者对无高血压等基础疾病的健康人群进行观察，发现无论饮用的咖啡饮品是否含咖啡因，被观察者的血压近期和远期都没有明显波动。从这两项研究来看，咖啡在一定程度上确实会引起高血压患者血压短期内增高，所以，高血压患者不宜大量饮用咖啡，但长期来看，咖啡和血压没有特定关系。其实，高血压患者只要注意饮用咖啡不过量，依然可以做一回"咖啡党"。

⑱ 哪种咖啡对血脂的影响比较小

真相：我们一般认为咖啡中影响血脂的主要成分是牛奶和奶精。不过，你可能没想过纯咖啡也会影响血脂。饮用咖啡壶煮沸的咖啡容易导致胆固醇升高，而饮用过滤法烧煮的咖啡则不会。咖啡中有一种含二萜类化合物的油性物质，通常会造成血胆固醇升高。这种油性物质的多少取决于咖啡加工的方法，当咖啡以高压蒸汽或悬滴式来煮时，因为咖啡豆与热水接触的时间短，所以这种油性物质被提取出来的量少；但如果以浸泡为主的方法，则咖啡豆与热水接触时间长，较易提取出大量的油性物质。因此，建议尽量喝经过滤的咖啡。一般说来，经过冲调的而不是煮制的咖啡都是过滤咖啡。

⑲ 听说咖啡能预防糖尿病，是真的吗

真相：中国营养学会在《食物与健康科学证据共识》中指出，每天饮用3～4杯咖啡可能降低2型糖尿病风险。美国糖尿病协会指出，糖尿病患者可以适量饮用纯咖啡。研究者发现，咖啡摄入与2型糖尿病的发病呈负相关，不过，每日摄入6杯咖啡（一杯咖啡约100毫升）才可使糖尿病发生率降低33%。虽然咖啡对于糖尿病有一定的

预防作用,但每天6杯咖啡会大大加重心血管系统负担,严重影响睡眠。其实,无论对于健康人还是糖尿病患者来说,都不应把过量饮用咖啡视作控糖捷径,适量摄入咖啡也无须担心对血糖的影响,但应控制咖啡中的含糖量。

⑳ 中风患者如何享用咖啡

　　真相:我们一般认为,纯咖啡可作为健康膳食出现在中风患者的食谱中。其实,如果中风患者没有饮用咖啡的习惯,不必刻意增加饮用频率,如果既往有饮用咖啡的习惯,大可保持这样的习惯。值得注意的是,每日咖啡饮用量应在3杯以下(一杯咖啡约100毫升),最多不超过4杯,咖啡也应以纯咖啡为主,尽量避免奶制品和糖类

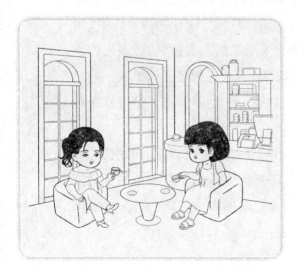

添加。如果患者吞咽功能存在异常,应注意咖啡温度不超过65℃,避免烫伤;同时,避免在空腹时饮用咖啡,以免影响正常饮食;避免以咖啡送服药物,以免发生药物不良反应;在睡前避免饮用咖啡,以免引起睡眠障碍。此外,如果合并消化道溃疡、骨质疏松、肿瘤等其他疾病者,应慎饮咖啡。

　　"中风患者若伴有急躁易怒、头晕目眩、口干口苦、胁肋部胀痛、舌苔黄腻等肝阳上亢的表现,也应该避免饮用辛温的咖啡,以免助阳动风,使症状加重。"

21 听说喝茶能预防中风后痴呆，可以多喝点吗

真相：茶多酚是茶叶中具有保健功能的主要成分，研究表明，茶多酚具有抗氧化作用，还有多种细胞信号转导途径的调节作用；可保护和调节β淀粉蛋白诱导的神经损害；提高五羟色胺、多巴胺水平，从而改善认知等。茶中丰富的维生素C在神经元的形成、分化、修复等活动中同样起到重要调节作用。因此，中风患者适度饮茶可预防中风后血管性痴呆的发生。

值得注意的是，大量饮茶会影响铁和钙的吸收，引起缺铁性贫血、骨质疏松等疾病。因此，中风患者虽然可以饮茶，但不宜大量饮茶。《中国健康生活方式预防心血管代谢疾病指南》建议，一般成年人适量饮茶，每月茶叶消耗量为50～250克，以绿茶为佳。

22 长期饮茶能预防中风发生吗

真相：大量饮茶有副作用，但适量饮茶可预防中风发生。研究表明，饮茶每周超过3次，每月茶叶消耗量大于50克的人罹患心脑血管疾病的风险更低，尤其是那些长期保持饮茶习惯的人，这得益于茶叶中的茶多酚对血管内皮的保护作用。不过虽然饮茶

可在一定程度上预防中风发生,但是健康生活方式和控制危险因素才是预防中风的关键所在,千万不能一味饮茶"保养"而忽视其他。

延伸阅读

- 中医认为绿茶性凉,红茶较之性温,所以有怕冷、手足不温、怕食生冷等情况,应减少饮用绿茶,可以用红茶代替。
- 茶水不宜过浓、过热、过凉。有些人偏爱温度较高的茶水,这是不可取的,因为烫茶会对消化道产生损伤。
- 空腹情况下也最好不要饮茶,否则会导致消化不良。
- 睡前最好不要饮茶,以免茶中的咖啡因影响睡眠质量。
- 隔夜茶不应继续饮用。茶水放置过久会被微生物污染,引起茶水变质。

㉓ 听说红茶降血压效果最好,是真的吗

真相:流行病学调查证明,饮茶对高血压具有预防作用,尤其是红茶,在控制血压方面优于其他茶叶。使用1.5克红茶冲泡出的饮品可使高血压患者收缩压及舒张压降低3毫米汞柱,其机制与茶叶中茶黄素调节血浆一氧化氮和内皮素水平有关。茶中茶黄素浓度越高,在控制血压方面表现更优。并且,红茶性温,味甘,对于体虚、怕冷的患者更为适合。绿茶也有一定降血压作用,绿茶中茶多酚含量较高,可改善以交感神经兴奋为特征的高血压患者血管内皮功能,长期饮用能够起到协同降压的作用。其实,无论哪种茶都有一定的降压作用,需要根据情况辨不同的体质,饮不同的茶。

㉔ 听说乌龙茶有强大的降脂作用，是真的吗

真相：现代研究表明，绿茶降脂作用差，而红茶几乎没有降脂作用。所以，高血脂人群不适宜饮用红茶和绿茶。而乌龙茶被证实有强大的降血脂作用。乌龙茶中含有远多于红茶和绿茶的儿茶酚，儿茶酚可以抑制脂肪和糖脂蛋白在肠道中的吸收，降低血脂水平。此外，乌龙茶中的儿茶酚可激活肝脏、骨骼、肌肉对血脂的利用途径，进一步降低血脂水平。所以，饮用乌龙茶能够辅助调节血脂代谢。

但是，饮茶只能在一定程度上控制血脂水平，远不能达到中风治疗和预防作用。高脂血症患者，尤其是中风伴高脂血症患者，还是要定期检查，在医生建议下服药治疗，切不可迷信乌龙茶的降脂作用。饮茶只是一种生活方式，它不能替代药物起治疗作用。

> "金银花、黄芩等药物也有很好的降脂作用，可单独泡水或和乌龙茶一起配合饮用。"

㉕ 喝茶可以降血糖吗

真相：乌龙茶、绿茶、红茶都具有一定降糖作用，乌龙茶可通过抑制肠道糖分吸收降血糖，绿茶可提高机体细胞对胰岛素敏感性，改善2型糖尿病的胰岛素抵抗，红茶可改善血糖水平，降低糖化血红蛋白。此外，普洱茶中的茶多糖具有抑制α-淀粉酶活性的作用，可减少糖类在肠道中的吸收，起到一定的辅助降糖作用。总体说来，茶主要通过减少糖分吸收、改善胰岛素利用、促进胰岛素释放等作用改善糖尿病患者的血糖水平。同时，对于糖尿病伴肥胖的患者，饮茶还可控制体重增加，降低并发中风的风险。但是，目前市面上很多茶饮料含糖量高，非但不能降糖，还有升高血糖的风险，糖尿病患者

一定要避免饮用。

㉖ 中风伴舌苔白腻喝什么茶好

真相：中风患者出现舌苔白腻，多因脾胃功能异常，水谷精微无以传输运化，湿浊内生，停而为痰，此谓中医中的"痰湿"。此痰并非积聚在呼吸道、可以被咳出的有形之痰，而是游走于身体各处的一种无形的病理产物。痰湿人群除了舌苔白腻外，还可表现为口干不想喝水、身体疲软无力、胃口不佳或饮食不消化、精神萎靡、嗜睡等。

这样的人可饮用普洱茶以消食养胃，化痰降浊，润肠通便。研究证实，普洱茶有显著的化痰功效，可稀释和排出呼吸道痰液，还可抑制痰液生成。痰湿体质的患者多脾胃运化功能减退，常伴有腹胀纳少，食后胀甚，肢体倦怠等表现，因此，不适宜饮用绿茶等偏于寒凉的茶饮（中医认为，寒凉食物损伤脾胃阳气，有碍运化功能）。此外，痰湿质人群还可以选用陈皮、竹茹等中草药代茶饮用，其强健脾胃、化痰祛湿的功效更强于茶叶。

㉗ 中风伴大便秘结喝什么茶好

真相：许多中风患者都有大便干结，排便不畅的困扰。引起这类症状原因有二，一是肠道中水分和黏液减少，大便干燥排出不畅，多因内火旺盛，尤其是肝火过旺，耗伤津液，导致大便干结。这类患者无论喝什么茶都应加大水分摄入，补充肠道水分；还可饮用蜂蜜水润滑肠道；症状严重者，建议用番泻叶泡水饮用，可加快大便排出，减轻肠道负担。

另一种引起便秘的常见原因是老年患者肠道动力不足，胃肠蠕动缓慢，导致大便排出困难。中风患者基础疾病较多，身体虚弱，长期卧床，导致脾胃功能退化，就很容易出现这种情况。该类患者应避免饮用绿茶，因为绿茶寒凉，会影响脾胃中的阳气生化，可适度饮用红茶、普洱茶这类性温醇厚的茶品以补益脾气，暖胃健脾。

28 中风伴胸闷腹胀喝什么茶好

真相：胸闷腹胀是中风患者的又一大常见症状。患者因肢体运动功能受限而减少活动，日久则胃肠运动减慢，出现胸闷腹胀、胸腹疼痛、甚至大便秘结的症状。中医将这类症状归于"气滞"范畴，所谓气滞是指气的运行不畅、郁滞不通的病理状态。中医认为，气和血是构成人体生命活动的基本物质，两者关系密切，气能生血、行血，而血能生气、载气。因此，气滞能加重中风患者的血瘀状态，加重病情。当患者出现胸闷腹胀等气滞症状时，需以中药进行辨证治疗，同时可适当饮用绿茶。《本草拾遗》中记载绿茶性凉、味甘苦，归心、肝、脾经，有清心降火、疏肝理气的作用，常饮绿茶有助于宽胸理气，若配合玫瑰、陈皮、绿萼梅等疏肝理气的中药一同泡饮，胸闷腹胀等症状便可一定程度缓解。此外，研究表明，绿茶中的多酚类物质可加快胃肠蠕动、增加消化液分泌，这些作用有助于改善中风患者胃肠道的气滞症状。

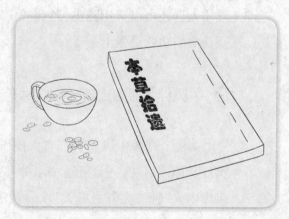

29 中风伴畏寒怕冷喝什么茶好

真相：中风患者手足冰冷，甚至在夏天也棉衣裹身的情况不在少数。这些都是中医"阳虚证"的表现，患者久病脏腑机能衰退，正气耗伤，阳气虚损，尤以脾肾阳气亏耗为甚，阳气不能输送至四肢温暖肌肉,因此会出现手足冰冷、怕冷畏风等症状,他们在气温变化时也极易发生感冒,甚至引起肺部感染,不利于病情恢复。

这类患者适合饮用性味较温和的红茶和黑茶以补益脾肾、温阳和络。红茶和黑茶经发酵,茶多酚和生物碱含量大大减少,减弱了对胃的刺激,也在一定程度上加强了茶饮的温中健脾作用。从中医角度讲,绿茶性偏凉,红茶、黑茶性偏温,乌龙茶性平,阳虚体质的患者,应减少饮用绿茶,因绿茶性寒,易损伤阳气而加重不适。此外,寒冷季节可熬煮姜茶代替茶叶,以温中散寒、促进消化。

㉚ 中风伴大便溏薄喝什么茶好

真相:中风患者不但容易便秘,腹泻亦是常见症状,特别是鼻饲管留置的患者,流质直接进入胃中,易引起消化不良、腹泻等症状。此外,中风急性期神经功能的损害会导致胃肠激素分泌改变,影响肠黏膜功能,出现肠道菌群紊乱,造成长期顽固性腹泻。

《素问》中提到"湿盛则濡泄",《难经》中则有"脾泄"的说法,中医认为,大便溏薄与脾气弱和湿气盛有很大关系。大便溏薄的患者可饮用普洱茶和红茶。普洱茶性温、醇厚,茶中富含的果胶具有保护胃肠黏膜、促进黏膜修复的作用;红茶性温,蓄积阳气,生热暖腹,在红茶中加入生姜片可加强健脾止泄的作用。有研究认为,红茶和生姜均有抗炎解毒、保护黏膜的作用。而在花茶中,桂花茶味辛、性温,有温中散寒和活血化瘀的作用,适合脾胃虚弱兼有腹泻的患者饮用。荞麦茶含大量碱性物质,可中和胃酸,腹泻伴胃痛反酸的患者可选择饮用。

31 三七粉预防中风的说法有没有依据

真相: 三七粉是近年大家口中津津乐道的"明星爆款"保健品,大家认为长期服用三七粉,就像给健康上了保险杠,可以远离各类脑血管疾病。

三七粉是用植物三七根茎打成的粉,是一味中药材,其性温、味甘微苦,具有活血化瘀、消肿止痛的功效,用于咯血、吐血、衄血、便血、崩漏、外伤出血等各种内外出血,以及胸腹刺痛、跌打损伤、瘀血肿痛的治疗,是伤科常用良药。现代研究发现,三七既可促进血凝,又可使血块溶解,具有止血和活血的双向作用,同时,三七具有保护血管内皮细胞缺氧损伤、抗动脉粥样硬化、扩张血管和降压、抗心律失常等多种药理作用。

三七粉虽被证实有多种药理作用,但是没有任何临床研究表明三七粉能够直接预防中风。从中医角度来讲,中风的主要病因病机可归结为风、火、痰、气、虚、瘀六端,因此,对于中风,无论是防是治,都应根据不同病机、不同证型,进行有针对性的干预,而不是只依赖一味中药。我们对待三七粉需要理智认知,更需要合理使用,而不应盲目随流走入误区。

㉜ 三七粉对中风患者到底有没有好处

真相：三七粉因其抗血小板作用，且出血风险低，被应用于临床冠心病治疗和血栓预防，这与中医文献记载的"行瘀血且成新血""止血不留瘀，活血不动血"等说法相一致。不仅如此，三七粉同样能够防治缺血性中风。研究发现，三七粉可改善中风患者凝血指标，使血栓形成风险降低，且作用较阿司匹林更温和。随年龄增长，老年人的一些凝血指标会出现不同程度异常，长期服用阿司匹林等药物，可能增加出血风险，而三七粉则可规避这样的风险。

此外，中风患者常伴有凝血功能异常、颈动脉内膜增厚、动静脉斑块形成、同型半胱氨酸持续增高等，这些指标异常可加重老年人血管病变程度，增加中风风险。一项关于三七粉的研究发现，每日服用2～4克三七粉可减缓上述指标的恶化速度，预防脑血管疾病发生。所以，合理服用三七粉能够间接地预防中风，在一定条件下起到辅助治疗的作用。

㉝ 中风患者如何服用三七粉

真相：三七粉多采用吞服的方法，但由于三七粉味苦，吞服时容易黏附于口腔，刺激咽喉，引起不适。因此可以温水调制成糊状服用；或将三七粉改为胶囊剂，既方便服用，又能提高剂量准确度。此外，还应注意以下事项。

• 三七粉每天用量不宜超过6克，应分2次服用。晚上服用时间最好在饭后，可改善睡眠，但过量服用有兴奋作用。

• 空腹服用三七粉可减少食物对其生物利用度的不良影响，加快肠道吸收；但胃肠功能较弱的人群建议饭后服用。

通常情况下，三七粉副作用较少，不良反应较少，但值得注意的是，长期服用可致阴津耗伤，动阳化燥，出现口渴、口干、咽干、咽痛、牙龈红肿、鼻出血、口腔溃疡、便干便秘等症状。长期服用阿司匹林、氯吡格雷、华法林等药的患者，服用三七粉可能加重这些药物的出血风险；妇女怀孕期间、月经期间应该避免服用三七粉。

㉞ 深海鱼油对防治中风有特效吗

真相：民间认为，深海鱼油作用甚多，与防治中风相关的传说包括：鱼油可以调节血脂、血糖、血压，降低血黏度，防止血液凝固，延缓动脉硬化，预防老年痴呆症，可谓是传奇神药。那么，它与中风到底有何关系？

深海鱼油含有丰富的多元化不饱和脂肪酸，其中n–3是鱼油发挥神奇作用的主角，可能具有帮助降低胆固醇和甘油三酯的作用。然而，2017年美国心脏协会就鱼油中含有的n–3不饱和脂肪酸，给出了一份科学声明，认为深海鱼油能够真正起到防治疾病作用的人群，包括已知冠心病患者、已知心力衰竭患者；而对于健康人群、糖尿病患者、高血压患者、吸烟人群、脑中风人群、房颤人群，深海鱼油的作用，尚无直接证据证实。

总之，鱼油对于血脂调节和抗动脉硬化可能具有一定作用，但实际作用是比较微弱的，根本没有传说中那么神奇。因此，深海鱼油只能作为保健品，不能代替药物用来防治中风。

㉟ 如何合理服用深海鱼油

真相：深海鱼油虽然有着众多的"传奇"功效，但它不能替代药品治疗疾病。作为保健品，鱼油每天的服用剂量需要严格控制，每天服用3克以内的鱼油基本是安全的，但如果服用剂量过高，则可导致血液低凝，增加出血风险，尤其对于有肝脏疾病的患者来说，服用鱼油出血风险更高。

鱼油可辅助降压,因此,高血压患者在服用鱼油期间,应注意血压监测,避免低血压发生。有研究报道,摄入过量鱼油有加重抑郁症状的风险,有抑郁倾向的患者不宜服用。对海鲜过敏的人群,对鱼油也可能过敏,选择鱼油应谨慎。此外,随着环境污染日益加剧,鱼油内容易残留汞等重金属,对人体造成伤害。因此,购买时一定要选择大品牌、质量有保障的鱼油。

36 听说纳豆能溶血栓、防中风,是真的吗

真相:纳豆起源于中国古代,由黄豆通过纳豆菌发酵制作而成,它不仅保留了大豆丰富的营养价值,而且具有重要的保健作用。有报道称,纳豆具有溶血栓、降血压、抗氧化、提高蛋白质消化率、调整肠道功能、调节血脂、消除疲劳、提高人体免疫力等众多神奇功效。那么,纳豆与中风防治有何关系?

研究表明,纳豆中的纳豆激酶能降低血小板胞浆中游离的钙离子浓度,降低血液中内皮素(ET-1)含量和ET-1与一氧化氮(NO)的比值,提高人体中NO含量,从而具有一定溶解血栓的作用。此外,纳豆还可改善血黏度、调节脂质代谢、软化血管、增加血管弹性、改善血液循环、降低血压等,对中风防治具有一定作用。但和很多保健品一样,纳豆预防中风的作用是非常微弱的,它只能作为保健品使用,不能代替药物治疗疾病。

37 怎么合理食用纳豆

真相:纳豆虽然有不错的保健作用,但并非所有人群适合食用。因为纳豆含有较多的蛋白质及嘌呤物质,容易诱发痛风,同时加重肾脏负担。因此,有嘌呤代谢异常和高尿酸血症的患者应少吃,或者不吃;慢性肾功能不全患者不宜食用;手术后或伤口还未愈合的患者

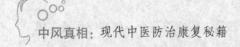

也不宜食用。此外，纳豆中的纳豆激酶不耐热，因此，纳豆不宜加热，需要凉拌食用，且以晚餐食用效果最好。而纳豆本身的特殊味道和黏丝让部分人感到不适应，可经过调味处理或加水稀释后食用。由于纳豆属于腌制食品，每日食用剂量不可过多，以30~50克为宜。

㊳ "血管清道夫"卵磷脂是防治中风的妙药吗

真相：卵磷脂作为保健品已上市近40年。报道称，卵磷脂具有降血脂、降血糖、防止动脉粥样硬化、保护心脏、治疗脂肪肝、营养大脑、改善记忆、延缓衰老、调节自主神经功能紊乱等众多神奇功效，因此被公认为是与蛋白质、维生素并列的"第三营养素""血管清道夫"。很多老年人长期服用卵磷脂，将其作为预防中风的"灵丹妙药"。那么，卵磷脂与中风到底存在什么关系？

卵磷脂是首先从蛋黄中发现的，所以又称蛋黄素，主要成分是磷脂酰胆碱。卵磷脂是人体组织中含量最高的磷脂，属于高级神经营养素，也是构成神经组织的重要成分，存在于大脑以及神经系统、血液循环系统。卵磷脂广泛存在于蛋类、奶类、动物的内脏以及豆制品中，具有降血脂、降血糖、软化血管、改善血液循环、防止血管内膜损伤、清除过氧化物等作用，因此，对于中风防治具有一定作用。还是那句话，卵磷脂也属于保健品，并不能替代药物治疗中风。

㊴ 如何合理服用卵磷脂

真相：卵磷脂相对比较安全，但患者如果长期大量服用大豆卵磷脂，会引起诸如食欲不振、恶心呕吐、腹痛腹泻、头晕头痛等症状，严重者可导致呼吸困难、气喘等；部分患者会出现血压下降或口臭等；还有一些人会有咳嗽、打喷嚏、流鼻涕、喉咙肿胀等过敏反应。此外，卵磷脂含较多油脂，大量服用会导致高脂血症及肥胖。因此，服用卵磷脂时千万要注意用量，以每日不超过1.5克为宜，分3次口服。

在剂型选择上，卵磷脂主要包括"软胶囊"和"颗粒"两种。软胶囊多采用丙酮法提取，使得软胶囊可能残漏部分丙酮，对身体有害；且卵磷脂软胶囊纯度较低，含大量油脂，具有一定劣势，但价格相对便宜。而卵磷脂颗粒具有高纯度、无油脂、可以嚼着吃等独特优势，但价格相对较高。大家可以根据自己情况选择使用。

⑩ 蜂胶能降血压、血脂和防治中风吗

真相：蜂胶是蜜蜂用树脂、上颚的分泌物、蜂蜡、少量花粉加工成的一种具有芳香气味、黏性较大的天然混合物。其主要成分有黄酮、萜稀类、有机酸类、芳香性醛类及多种氨基酸、酶、维生素、矿物质等。早在2 000多年前，蜂胶就已在欧洲广泛应用。中医四大名著之一的《神农本草经》中记载的"露蜂房"，其主要成分之一就是蜂胶，蜂胶现已被收录于《中华人民共和国药典》。

蜂胶中含有丰富的生物活性物质，可以降血压、降血脂、双向调节血糖、降低血黏度、抗氧化、清除自由基，对脑中风、冠心病等有一定的预防作用。和众多保健品一样，蜂胶虽然作用广泛，但效果有限，不能替代中风的治疗药物。

延伸阅读

• 过敏体质者应慎用蜂胶。

• 蜂胶中含有多种活性酶，高温会破坏其生物活性，因此需用温水送服。

• 蜂胶成分复杂，普遍存在重金属残留，其加工工艺尚未成熟，长期食用加工不规范的蜂胶，不但不能起到防病治病的作用，还可能对身体造成伤害。

药膳食疗

④ 食疗怎么"防""治"中风

真相：食疗可以食物性味之偏，纠正人体阴阳偏颇。如《内经》中提到："调其阴阳、不足则补、有余则泻"，指出饮食疗病可从补虚与泻实两方面入手。并且，食疗可根据个人不同体质进行合理搭配，如阳虚质人群，可多吃羊肉、韭菜、辣椒等辛香热性食物；阴虚质人群，可多吃冬瓜、黑木耳、百合、莲藕等清热滋阴之品。其次，食疗需要辨证，通过辨证来辨识偏颇体质和疾病证候，制订正确合理的施膳方案。体弱者应食易于消化而营养充足的食物；体肥者多痰湿，宜食用清淡食物，并限制脂肪摄入；体瘦者多阴虚或脾虚，宜食木耳、鸭肉等滋阴生津或山药、鲢鱼等补气健脾之品。再者，食疗可以发挥某些食物的特异作用，直接或间接预防疾病。如山楂、红茶、燕麦可预防动脉硬化；洋葱、芹菜等有助于调控血压。同时，中医认为，食物有辛、酸、甘、苦、咸五味，分入心、肝、脾、肺、肾五脏，在饮食中，注意五味调和方能对五脏起到全面滋养作用。

食物疗法可充饥、可疗病、还可品其滋味，虽然应用广泛，但只能作为药物治疗的辅助手段，不能替代药物治疗疾病。

食物和药物最大的共同点在于偏性，偏性即为药性。食物以食用、充饥为主要目的，偏性小，纠正人体阴阳气血较小程度的偏颇，可长期服用。而药物作为医疗工具，偏性较强，则纠正人体大偏，起到治病作用，不宜长期服用。鉴于食物的偏性、安全性和适口性，古往今来很多医家经常把食物用在处方中，以食物搭配药物来治病。然而，食物的偏性再小也有偏性，因此，食疗也需要辨证，讲究辨证"治"之。

对于中风患者来说，食疗不能治中风，但生活中注意饮食结构、合理搭配、进行长期的辨证食疗，食疗也是能够"治"中风的，此"治"我们谓之防治，防止中风的发生，延缓中风的发展。

㊷ 怎样食疗有利于血脂调控

真相：若出现血脂异常，需要在饮食方面积极管控，包括减少动物性脂肪、胆固醇的摄入，增加不饱和脂肪酸摄入，补充足量蛋白质、维生素和矿物质，适度减少碳水化合物摄入，每餐吃七八分饱即可，最好常吃小米、燕麦、豆类等粗粮，限制烟酒，尽量用蒸、煮、炖、熬等烹调方法，食用油以植物油为主。

在中药里，荷叶、山楂、决明子、薏苡仁、冬瓜仁等都有着较好的降脂作用。荷叶中的生物碱可清除血液中的自由基，减少自由基对血管壁的破坏；山楂里含有的三萜类和黄酮类成分，可降低血清胆固醇；决明子中的蒽醌类物质可以降脂、通便；薏苡仁富含水溶性纤维素，可降低肠道对脂肪吸收，从而降低血脂和血糖；冬瓜仁中的葫芦巴碱可抑制糖类转化为脂肪，促进人体新陈代谢。我们可以用这些中药材进行日常泡茶和炖汤，如生地山楂茶、山楂荷叶茶、菊花山楂茶等。此外，黑木耳的有效成分黑木耳多糖可有效降低血脂，能辅助软化血管、稳定斑块。黑木耳姜枣汁、黑木耳柿饼、蒜炒黑木耳，都是我们可以尝试制作的食疗佳品。

⑬ 怎样食疗有利于血糖控制

真相：一般认为，糖尿病饮食有"三宜"和"三不宜"。所谓"三宜"，一宜荞麦、玉米、燕麦等五谷杂粮；二宜豆类、豆制品；三宜苦瓜、桑叶、柚子、洋葱等降糖食品。所谓"三不宜"，一不宜各种糖、蜜饯、汽水、冰激凌等含糖量高的零食；二不宜动物内脏、蛋黄等高胆固醇食物及动物脂肪；三不宜饮酒。

中医认为，阴虚、燥热，以及日久损伤肾阳，肾阴亏耗是糖尿病的主要发病机制，所以在饮食上常以清热养阴、益气生津和滋补肝肾为原则来做食物搭配。以下介绍几款食疗方。

• **蚌肉苦瓜汤**：苦瓜性味甘苦寒凉，入胃、大肠经，有清热解毒、除烦止渴作用；蚌肉性味甘咸而寒，入心、肺、膀胱经，有清热滋阴、止渴利尿的作用。

• **玉米须煲瘦猪肉**：玉米须性味甘淡平和，有利尿通淋、消肿退黄、止血降压等作用；瘦猪肉含有丰富蛋白质，可濡润脏腑。本品两味合用，适用于肾阳不足的糖尿病患者。

• **淮山薏米粥**：淮山药又名薯蓣，性味甘平，入肺、脾、肾经，有补益脾胃、养肺滋肾的功效，可补虚羸、益力气、长肌肉；薏米（薏苡仁）性味甘淡微寒，入肺、脾、肾经，有利水渗湿、清热排脓、健脾止泻的作用，且含糖量少。本品两味合用，尤以糖尿病脾胃虚弱、口渴善饥者更佳。

• **北芪淮山煎**：北芪又名黄芪，味甘性微温，入肺、脾经，具有补脾益气、固表止汗等功效。本品用以降糖，是取黄芪补中、益气、固表之功，与山药益气阴、固肾精的作用相合，广泛应用于糖尿病偏于脾胃虚弱和肺气不足者，但对于肺胃燥热或兼有外感者不适宜。

• **枸杞炖兔肉**：枸杞性味甘平，入肝、肾二经，有滋补肝肾、益精明目功效，兔肉性味辛平，无毒，入脾、胃经，有补中益气、健脾止渴、滋阴等作用。兔肉与枸杞同炖可滋养肝肾，用于糖尿病之偏于肝肾不足的患者,但对脾胃燥热者不适宜。

㊹ 怎样食疗有利于血压控制

真相:最新《中药新药临床研究指导原则》把高血压的中医证型分为肝火亢盛、痰湿阻滞、肾精亏虚和气血两虚证。

● **肝火亢盛型:**这类患者大多以头晕、头痛、急躁易怒为主要表现,可伴颜面部潮红、嘴巴干、小便黄、便秘等。适宜食用莲藕、莲子等清泄肝火;萝卜、柑橘、金橘等疏肝理气;生梨、苹果、李子等滋阴生津。罗布麻雪菊茶、鲜芹菜汁、龙胆草茶、菊楂钩藤决明饮等清肝泻火、平肝潜阳,可作为日常饮用。此外,患者也可食用芹菜粥、海带冬瓜薏苡仁汤、天麻炖鸡、牡蛎鲫鱼汤等。

● **痰湿阻滞型:**这类患者大都以头晕伴视物旋转、头痛昏沉、头部的紧箍感为主要表现,可伴胸闷心慌、睡眠不好、胃口不佳、大便质黏等。这类患者适宜食用薏苡仁、芡实、冬瓜、赤小豆、玉米须等健脾燥湿。莲藕蜂蜜水、陈皮荷叶茶、冰糖薏仁水、山药冬瓜汤、白果莲子糯米乌鸡汤,以及山药粳米薏仁粥等,有健脾理气、化痰燥湿作用,可作为日常汤饮。

● **肾精亏虚型:**这类患者以老年人为多,大都以眩晕、头痛、腰酸腿软、平日里怕冷、四肢不温为主要表现,可伴耳鸣、失眠健忘、心悸气短、小便次数增多等。饮食上可多食用些银耳、山药、核桃仁、黑芝麻、牡蛎、海参、甲鱼、黄芪、牛肉等滋补肝肾、养血补气。患者在平日应注意忌食生冷之品。

● **气血两虚型:**这类患者以平日头晕目眩、失眠脱发、形体消瘦、面色㿠白、较易疲倦、出汗等为主要表现。对于这类患者,日常应多食用黑木耳、山药、牛肉、桂圆、糯米、栗子、芝麻、核桃等益气补血之品。鸭血黄花菜豆腐羹、补血冰糖红枣羹、红枣玫瑰补血粥、羊肉枸杞汤等都可日常煮食。

45 中风后遗半身不遂怎么食疗

真相：对于中风后留有半侧肢体活动不利等后遗症的患者，中医认为，此时脏腑虚损，功能失调，病邪稽留日久，其本，在于肝肾阴虚，气血衰败；其标，在于瘀血、痰浊阻滞，经络不通，气血不畅。在食疗方面，主要是以各类食物搭配起到滋养肝肾，培补元气，活血通络的目的。

* **桑叶黑芝麻粉**：桑叶味苦、甘，性寒，入肺、肝经，具清肺润燥、清肝明目之效，黑芝麻味甘，性平，入肾，可滋补肝肾、益血润肠，两者结合体现中医"肝肾同源"理论，是滋补肝肾的佳品。

* **黑豆独活汤**：黑豆，味甘，性平，可补肾养血、活血化瘀、乌发明目，独活味辛、苦，性微温，入肾、膀胱经，可祛风除湿、通痹止痛，两者同用对中风后肢体麻木疼痛、肢体强直、瘫痪等症状有较好作用。

* **牛筋当归汤**：一般认为，牛筋具有补肝强筋、祛风热、利尿等功效，当归味甘、辛，性温，入心、脾、肾经，两者合用可活血通络、补肝强筋，辅助用治中风后遗关节屈伸不利者。

* **栗子桂圆粥**：益气健脾是栗子最主要的功效，此外，它还可补肾强筋，桂圆，味甘、性温，入心、脾经，可补益心脾、养血安神，本品具有补肾强筋通络的作用，对于中风后遗留半侧肢体活动不利，心悸失眠者具有较好作用。

* **枸杞羊肾粥**：羊肾具有很高的药用及食疗价值，其味甘、性温，能补益肾气，填精益髓，枸杞味甘、性平，具有润肺滋肾、补肝明目的功效，羊肾和枸杞同食可益气、补虚、通脉，用于辅助治疗中风后遗半身不遂等症状。

46 中风后遗吞咽障碍怎么食疗

真相：中风后吞咽不利的患者大都胃管留置或采用肠外营养支

持,他们虽然在一定程度上因为疾病遗失了品美食的乐趣,然而,这类患者也能进行辅助食疗。留置胃管后,家属可以买部榨汁机,把水果、蔬菜等榨成汁,或熬煮鱼头汤、大骨汤、萝卜汤等,将上面的油沫去除后,打入胃管,或可加入白粥、米糊、薏米粥、麦粉粥、猪肉泥、鸡蛋羹、烂面条等。每次鼻饲量为200毫升左右,不宜过多,防止患者呕吐。进食后30分钟内尽量不要移动患者,可将床头摇高30度左右,间隔2～3小时进食一次。此外,留置胃管后的食疗也需要根据个体情况进行辨证,对于胃肠功能差、易腹泻患者,需要忌油忌高脂肪。

㊼ 中风后遗言语不畅怎么食疗

真相:言语不畅是中风后的常见后遗症,除了对患者进行言语功能训练,中医食疗也可起到一定辅助治疗的作用。中医认为,风、痰、瘀三者共同作用,互相影响,在中风后肝肾亏虚的病理基础上,风火痰瘀阻滞心神,扰动神明,闭阻舌窍,是中风后出现语言不畅,甚至失语的主要病机。因此,在食疗上主要以补虚填精、活血通络为主。

- 乌鸡汤:一般认为乌鸡性平、味甘,具有滋阴清热、补肝益肾、健脾止泻的功效,适用于中风后言语不流畅、肢体活动不利的患者。
- 黑豆汤:此款汤品以黑豆作为主要食材,主要取其养血活血、补益肝肾之功,同样适用于中风后遗言语不利的患者。
- 大豆独活酒:将适量独活放入白酒中熬煮,再予爆炒后的大豆投入酒中。本品主要取独活祛风通痹之功、大豆补益之效,以及白酒通经活络的作用,对于中风后言语不利患者有较好的活血通络作用。
- 豉粥:食材包括豆豉、生姜、荆芥、薄荷、葱白、羊髓、粳米等,将诸食材熬煮成粥,调盐服用,可获其祛风通络、补肾养肝之效,用于中风后口眼歪斜、言语不利的患者。

㊽ 中风后遗口眼歪斜怎么食疗

真相：口眼歪斜是中风患者遗留的常见症状，出现此症状的患者在日常饮食过程中，需要减缓进食速度，防止呛咳，同时锻炼咀嚼，防止口角滴漏。中医对此有以下食疗方。

• **胡麻酒**：炒制后的胡麻放入米酒中，浸泡一周后饮用。胡麻味甘、性平，具有滋补肝肾、养阴润肠的功效，本品可用于中风后遗口眼、面部歪斜的患者，对中风后大便干结者亦有一定作用。

• **青松叶酒**：将1 000克青松叶在3 000毫升黄酒中浸泡3夜后即可饮用，饮用后致头面微有汗出即可。一般认为，松叶益气、除风，配合黄酒活血驱寒、通经活络，可用于治中风后遗口眼歪斜。

• **芎芷鱼头汤**：以鱼头、川芎、白芷、薏苡仁、茯苓、陈皮为主要食材，其中川芎祛风燥湿、行气开郁、活血止痛，白芷祛风、消肿、止痛，薏苡仁、茯苓利水渗湿、补气健脾，和鱼头同煮可祛风、散寒、活血、通络，对中风后遗口眼歪斜、寒湿困脾者较为合适，但不适用风热或肝火亢盛者。

• **猪肉黑木耳汤**：本品取猪肉补虚健脾、黑木耳滋阴益肾的功效，值得注意的是，黑木耳具有抗凝血、抗血小板凝聚的作用，因此出血性中风患者应慎食。

㊾ 中风后遗痴呆怎么食疗

真相：一般梗死病灶在额叶皮质层、脑白质、海马等区域的中风，容易导致记忆力下降、执行能力受损、注意力障碍、精神错乱等痴呆症状。对于中风后遗痴呆，中医认为，多由痰瘀痹阻脑络或脑消髓减、灵机失用所致。在日常饮食中，一方面可适当增加摄入核桃、海鱼、柠檬等富含DHA的食物，不宜饮用茶、咖啡这一类提神饮品；另一方面，可以食疗作为辅助治疗。

- **鱼头炖冬菇：**一般认为，鱼头中含DHA、EPA等不饱和脂肪酸和丰富的卵磷脂，对增强记忆、益智健脑、延缓大脑衰退具有重要作用，本品适用于中风后遗记忆力下降的患者。

- **地黄蒸乌骨鸡：**本品中使用熟地黄，熟地味甘、性温，入肝、肾经，可滋阴补肾；乌骨鸡历来被认为是补气养血、滋补肝肾的佳品，《本草纲目》中就提到："肉骨俱乌，入药更良，肝肾血分之病宜用之。"因此，本款食疗方可用于中风后遗痴呆，肾精亏虚的患者。

- **双耳莲心汤：**本品以银耳、黑木耳、莲心为主要食材。莲心可入药，味苦、性寒，归心、肾经，具清心安神、交通心神之功；与双耳同服，可养阴生津、清心安神，适用于痴呆伴狂躁不安，少寐烦躁者。

- **天麻猪脑羹：**天麻味甘、性平，归肝经，可息风平肝、祛风通络；猪脑，益肾补脑，以猪脑入食疗方治疗痴呆，在中医里属于"同气相求"特色理论。此两味相合适用于中风后遗痴呆症状，气血亏虚、肝肾不足的患者。需要注意的是，猪脑中胆固醇含量极高，此食疗方不宜长期服用；动脉硬化或高脂血症患者，慎食。

- **甘麦二枣粥：**以甘草、小麦、大枣、酸枣仁、粳米为主要食材，其中甘草、小麦、大枣组成经典方剂甘麦大枣汤，出自《金匮要略》，用治精神恍惚、悲伤欲哭、心中烦乱、睡眠不安等症状，具有养心安神、和中缓急之效。酸枣仁味甘、性平，入心、脾、肝、胆经，可滋阴养肝、宁心安神，本品尤适用于老年性痴呆表现有忧郁伤神，兼有少寐多梦者。

50 中风伴便秘怎么食疗

真相：中医认为，便秘发生原因不外胃肠积热、气机郁滞、气血不足、下元亏耗，无力排便。因此，针对中风后便秘的患者，我们为您介绍几款食疗方。

- **麻油拌菠菜**：中医认为麻油味甘、性凉，具有润肠通便、解毒生肌的功效；而菠菜中含有大量植物粗纤维，可促进肠道蠕动，利于排便。本品可润肠通便，用以防治习惯性便秘。

- **番茄苹果芹菜汁**：番茄、苹果和芹菜富含多种维生素、膳食纤维、果胶等成分，可促进胃肠蠕动，将其切成小丁，榨汁饮用，能有效缓解便秘症状。

- **香菇桃仁汤**：香菇中含有大量粗纤维及木质素，可使肠内水分保持平衡；桃仁味苦、性甘平，归心、肝、大肠经，可活血祛瘀、润肠通便。本品适用于中风后习惯性便秘患者。

- **苏麻粥**：苏子味辛、性温，归肺、大肠经，可降气平喘、润肠通便；麻仁，一般指的是火麻仁，味甘、性平，归脾、胃、大肠经，具有润肠通便之效。以苏子、麻仁煮粥有理气、润肠、通便之功，能有效改善中风后的便秘症状。

(51) 中风患者吃水果要注意什么

真相：中风患者在长期服药期间，需要了解水果和药物间的相互影响。

胃酸是胃的主要分泌物，其pH为1.5～3.5，药物经口腔、食道进入胃里，在胃酸作用下开始分解吸收。而有些药物，如阿司匹林，空腹服用会对胃黏膜产生刺激，引发胃溃疡、胃出血，所以将它制成肠溶片，减轻对胃黏膜的刺激。如果在服药前吃了水果，那胃中的酸性环境就会发生变化，影响药物吸收与代谢。因此，服用阿司匹林肠溶片时需要空腹。

此外，普伐他汀和橘子或橙子同服，可能引起肌肉酸痛、乏力等症状。柚子中含有呋喃香豆素，可大大降低人体对药物的分解速度，增加药物的血药浓度并加重不良反应，因此，在长期服药期间应避免食用柚子。苹果皮中富含维生素K，大量维生素K的摄入会降低华法林疗效，因此，华法林抗凝治疗期间，吃苹果需要削皮。

> “服药前进食水果，会使药物在胃中停留时间延长，有些在肠道中吸收的药物起效时间就会延迟，因此，服药前建议不要进食水果。”

52 为什么中风后不宜吃葡萄柚

真相：葡萄柚又称西柚，研究发现，葡萄柚可降低体内药物代谢酶（主要是cyp3a4酶）的活性，影响很多药物的代谢，导致药物在人体血液中的浓度或作用时间产生变化，而影响药物生物利用度。葡萄柚中含有的黄酮类及呋喃香豆素类化合物使药物以数倍乃至数十倍的量进入血液从而加快人体对药物的吸收水平，提高药效。其中包括很多中风患者的常用药物，如他汀类药物、降压药、抗凝药等。

因此，葡萄柚虽是水果，但其对药物的影响作用不容小觑，特别是中风患者在长期服药期间需要谨慎食用。

53 葡萄柚对他汀类药物有何影响

真相：他汀类药物是中风患者的常用药，需长期服药，包括第一代的洛伐他汀、辛伐他汀；第二代的普伐他汀、氟伐他汀；第三代的阿托伐他汀、瑞舒伐他汀等。

利用率小于5%的辛伐他汀、洛伐他汀与葡萄柚同服，会使药物在体内的浓度增加6~8倍，从而导致药物不良反应被放大6~8倍，比如肌肉酸痛，横纹肌溶解症，肝肾功能损坏等。但是，葡萄柚和普伐他汀同服，并不会对其作用和吸收造成影响。食用超过1.2升的葡萄柚汁，会延长阿托伐他汀在人体内的作用时间和增加药物浓度，但不影响药物所能达到的最高浓度。这是因为，葡萄柚对药物影响的强弱与药物在人体内的利用率有关，利用率越低，葡萄柚对药物的影响就越大。

不同的他汀和葡萄柚之间的相互作用不尽相同，为了避免这种不良的相互作用，服药期间，特别是服用辛伐他汀、洛伐他汀和阿托伐他汀期间，不建议饮用葡萄柚汁。

54 葡萄柚对降压药物也有影响吗

真相：非洛地平和葡萄柚汁同服后，可出现血压显著下降，并出现体位性低血压、心动过速、走路不稳，甚至发生低血压休克的危险事件。

可与葡萄柚发生相互作用的降压药物还有硝苯地平、尼莫地平、尼卡地平、尼索地平、尼群地平、普拉地平等。由于葡萄柚会增加降压药进入人体后的血液浓度，因此，高血压患者服药时，应尽量避免同时食用葡萄柚。对于醋丁洛尔、二醋洛尔、塞利洛尔、他林洛尔等β受体阻滞剂类降压药物，葡萄柚也可明显降低其生物利用度。

55 饮食会影响降压药疗效吗

真相：在服用利血平、帕吉林等降压药物时，应禁食猪肝、鸡肝、豆腐乳、蚕豆、腌鱼、啤酒，这些食物会降低利血平、帕吉林的降压作用。

长期服用呋塞米等排钾利尿降压药，容易引起电解质紊乱，因为该药在利尿降压同时会引起血钾排泄过多，导致低血钾。因此，在呋塞米治疗同时应多吃香蕉、橘子、橙子、葡萄、苹果、土豆、冬瓜、红薯等含钾丰富的食物，预防低血钾。

食物可减少莫昔普利的吸收，后者是一类血管紧张素转换酶抑制剂（ACEI）。因此，该药必须在餐前1小时服用。而食物对群多普利、螺普利、替莫普利、咪达普利无影响作用。

低钠饮食可增加ACEI药物的降压效果，这类药物亦能使体内含钾量升高，在服药期间，需要避免食用含钾量高的食物。

非洛地平不可与葡萄柚、葡萄汁同时服用，这类食物可增加非洛地平的作用，易发生低血压。高脂饮食后，硝苯地平缓释制剂生物利用度可明显增加，亦会增强药效，过度降压。

此外，服用任何降压药都需忌酒及含酒精饮料，酒精能使血管扩张，引起血压降低甚至导致休克。

56 食物会影响抗凝药疗效吗

真相：房颤是脑中风的危险因素，这类患者一般长期服用抗凝药，防止心脑血管事件发生。华法林是最常用的防止血栓栓塞的口服抗凝药，其血药浓度与疗效间存在显著个体差异和较多影响因素。

值得注意的是，华法林的抗凝效果极易受到食物影响，如芒果汁、大蒜、葡萄柚等可增强华法林抗凝作用；花菜、卷心菜、豆角、菠菜、豌豆、胡萝卜、番茄、马铃薯、动物肝脏、蛋黄、海藻、绿茶等富含维生素K的食物，会降低华法林的抗凝效果。因此，中风伴房颤的患者长期口服华法林时，需要尽量避免和这些食物同服。

而新型口服抗凝药达比加群，一般不受食物影响。此外，另一种新型口服抗凝药利伐沙班，10毫克时可单独服用或与食物同服，15毫克或20毫克时应与食物同服。因为，利伐沙班的吸收依赖于药物在胃内的释放，药物在胃内停留时间越久，药物利用度越好。

57 服用华法林时能吃中药吗

真相：不仅食物，中药也可影响华法林的抗凝作用。丹参、当归、黄连、黄柏、鹿衔草等含有水杨酸及香豆素类等抗血小板活性成分，与华法林合用可增强疗效，但易导致出血等并发症。大蒜中的蒜辣素、银杏叶中的银杏黄酮和银杏内酯、红花中的黄酮类均可抑制血小板聚集，与华法林合用可协同抗血栓。

在常用的中药材中，人参的主要成分人参皂苷，可加快华法林代谢；贯叶连翘增加药物代谢酶CYP3A4的活性，两者都可减弱华法林疗效。另外，西洋参、枸杞等亦可减弱华法林抗凝活性。

因此，服用华法林时吃中药，要注意两者的相互作用和可能导致的并发症。